「やめられない」心理学

島井哲志
Shimai Satoshi

a pilot of wisdom

目次

イラスト／斎藤ひろこ（ヒロヒロスタジオ）
協力／高橋姿子

第一章　わかっていてもできない健康習慣

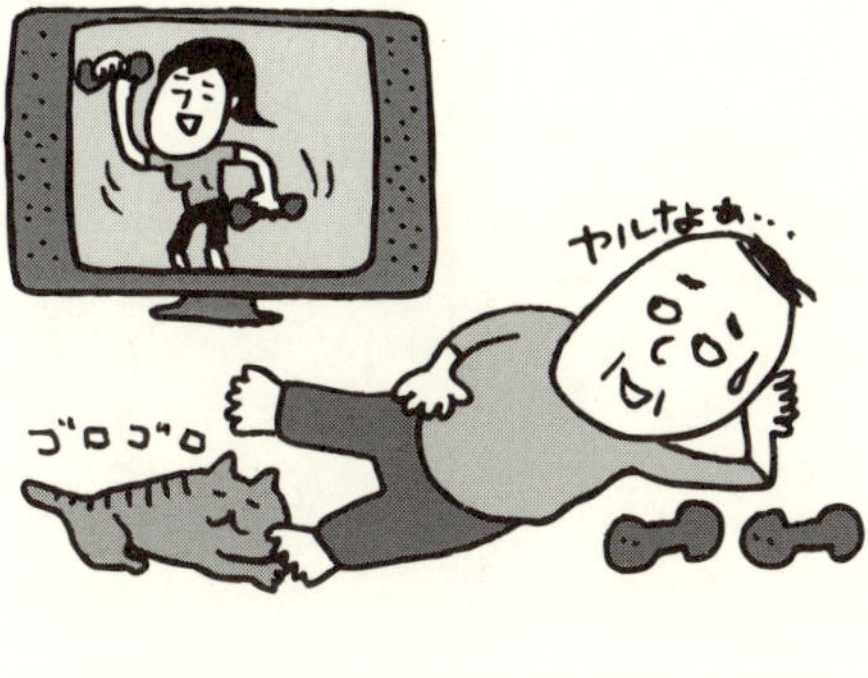

長続きしない健康的な習慣

あなたは十分に運動をしているだろうか。「わたしは運動している」と胸を張って答えられる人もいるかもしれないが、大部分の人はそうではないようだ。最近の厚生労働省の調査では六〇パーセント以上の人たちは、自分が運動不足だと感じている。

もちろん、若いときから運動をしており、いまも続けている人もいる。わたしも身近にそういう人を知っていて頭が下がるが、やはり特別な人だという気がする。

現実には、若いうちには熱心に運動をしていたが、いまは遠ざかっているという人も多い。就職したり、育児がはじまり、忙しくてそれどころではなくなり、運動の習慣はいつの間にかなくなってしまった人も多いに違いない。

それでは、以下の項目で、あなたに当てはまるものをチェックしてほしい。

①週に一回から二回以上、定期的に運動している □

②毎朝、朝食をとっている □

③間食はほとんどしない □
④タバコは吸わない □
⑤一日平均七~八時間の睡眠をとっている □
⑥自分の体重(キログラム)を身長(メートル)の二乗で割ったBMI(Body Mass Index)値が一八・五以上二五未満 □
⑦週二日の休肝日を守っている □

これらは大切だと知ってはいても、実際にはなかなかできないことではないだろうか。しかし、この七つの項目はわたしたちが思っている以上に健康に影響する重要なものだ。

この質問は実は、「七つの健康習慣」について尋ねている。七つの健康習慣とは、アメリカのブレスロー博士が挙げた次の七つの習慣で、健康習慣としてもっともよく知られたものだ。

①定期的運動
②朝食摂取

③間食をしない
④禁煙
⑤十分な睡眠
⑥適正な体重
⑦適量の飲酒あるいは酒を飲まない

ブレスロー博士らが約七〇〇〇人を約一〇年間、追跡調査した結果、ほかの条件がまったく同じでも、これらの健康習慣を維持している人は罹患率《りかんりつ》が低い、つまり病気に罹《かか》りにくいことが明らかになった。さらには、あらゆる原因の死亡率も低いことが知られている。七つの習慣をもつ人は全般的に健康が維持され、長生きなのだ。

喫煙はなかなかやめられない習慣だ。年齢が高くなると徐々にやめる人の割合が増える傾向にあるが、しかし先進諸国のなかでは、わが国の成人男性の喫煙率はかなり高い。また、最近の傾向として、若い女性の喫煙率が上昇傾向をみせている。

喫煙の習慣は、ニコチンという習慣性の物質によってもたらされているから、やめるためにはニコチンパッチや行動療法など、ニコチンの作用を考慮した方法が効果的だ。飲酒もまた、アルコールが習慣性をもっているので、やはり同じように習慣性の物質への対応が必要になる。

では、ほかの習慣はどうか。食習慣や睡眠習慣には、習慣性の物質がかかわっているわけではないのに、健康習慣を続けるのは難しい。食習慣を考えても、健康によい習慣を続けられず、結果的に肥満傾向にある人は多い。

いま、メタボリックシンドロームの基準の一つである腹囲八五センチメートルを超えている男性（女性の基準は九〇センチメートル）、あるいは、もう少しで超えそうだという男性はかなり多い。アメリカ人に見受けられるような極端な肥満の人は少ないとしても、肥満は増えている。もちろん肥満は、依存性のある物質のせいではない。

食習慣に限らず、七つの健康習慣は、だれが考えても健康によいとわかる習慣なのだが、なかなか身につけることができないものばかりだ。

そこで紹介したいのが、健康心理学である。健康心理学は、心理学の知識を生かして健康を実現することをめざす領域であり、さまざまな病気や事故などを予防し、健康で幸福な状態（ウェルビーイング）を実現することを目的としている。

ところが残念ながら、現在は、その健康心理学が明らかにしてきた正しい知識と効果的な方法を知っている人、伝える人が少ない。健康心理学の成果が一般の方々に知られているとはいえない状況だ。

本書は健康心理学のなかでも、すぐにみなさんの役に立つ知識と方法を紹介する。読み終わったそのときから、健康のための習慣へ第一歩を踏み出すことができるよう、健康心理学の成果をわかりやすくお伝えするものである。その一歩が、あなたの健康な人生へと着実に向かっていくことは間違いない。

心理学はどのように役に立つのか

運動について考えてみよう。運動を十分にしている人と、まったくしていない人とでは、どこが違っているのだろう。

たまたま運動をする機会があって続けている、反対に機会がなくてまったくしていない、あるいは運動が得意だからしている、逆に不得意だからしていない、などの理由が考えられる。しかし、運動をする、あるいはしないことが、偶然や生まれつきで決まっているとすると、運動をしていない人が運動するようになることは、ほとんどありえないことになってしまう。

では、医学は、運動をしていない人をどうやって助けてくれるだろう。

運動のプログラムを医師からもらうことはできる。人によって体力や運動のメリットは違うから、どんな運動をどの程度することがその人にとって適切かも異なるため、運動プログラムには、その人に適した運動の種類、強度、時間、頻度などが指示されている。トレーニング施設で運動の専門家であるトレーナーに個別に指導してもらうときは、このプログラムがあるとよい。施設では、その効果を見直しつつ、指導を受けることができる。

しかし、実際にこうしたサービスを利用する人は、運動不足を実感し、なおかつ、運動をしないことで日常生活に問題が起きている人だろう。たとえば肥満で、人間ドックの結果がかなり悪いとか、動くたびに息が切れるのでこれでは困ると考えている人などである。多くの人はみずからの運動不足を感じていても、医師から運動プログラムを受けることはまずないし、トレーニング施設に足を向けることもない。問題を感じてはいないからだ。

医学はすでに問題をもっている人を対象としているので、問題がないと感じている人は近づかない。そしてまた、これまでの医学では、トレーニング施設で何を行うべきかの知識はあるにしても、日常生活のなかで習慣を変えるための知識の蓄積はない。

では、心理学は役に立つのだろうか。

もともと心理学では、一つひとつの行動を支える仕組みを研究してきた。「行動には、動機づけ（モティベーション）が必要だ」というのも心理学の研究成果だ。おなかがいっぱいの人は、目の前に料理を並べても食べる行動を起こさない。同じように、すべての行動には、それに向かっていくための準備状態が必要であり、逆に準備状態がないまま行動をしても継続は難しいことを心理学は明らかにした。

運動でいえば、なぜ自分に運動が必要なのかを身に染みて感じ、どのように継続するかが十分に計画されていなければ、はじめることはできても継続は難しい。なぜ運動の継続が難しいかについて、早稲田大学の竹中晃二教授は次の四つの点を指摘している。

第一に、毎日の余分な努力が必要だという点。第二に、効果を自覚するまでに根気が必要な点。第三に、自動車など便利な現代生活に逆行する行動だという点。そして、最後に、不活動への誘惑は思っているよりも強烈だという点である。

竹中教授のグループは、これを踏まえた健康心理学のプログラムを紹介している。健康に不安をもつ市民を対象に、地域の保健センターと協力して行ったもので、特定の場所での運動ではなく日常生活の歩行を目標とした二週間に一回ずつ、合計八回のプログラムである。

具体的には、まず、自分の日常生活の歩数を測定し、同時に、自分が健康によい行動をどの程度行っているかをチェックする。行動を変えることの基本は、自分のふだんの行動を自分で知ることだからだ。

そして、たとえば、歩いて行くことができるスーパーマーケットへの買い物は自動車を使わないといった心がけで、歩数がどのくらい変わるかを知る。それがわかれば、次のステップとして、自分の行動をどのように変え、それによってどのくらい歩数を増やすかという目標を決めることができる。

実は、目標を決めるだけでは、行動を変え、それを習慣として維持するには十分ではない。このプログラムでは、行動を変化させやすく、また、習慣を維持しやすくするさまざまな方法を用いているが、その具体的な原理や方法は第三章で紹介する。

このプログラムの結果として、参加者はプログラム終了時には以前より平均で約一キログラム体重が減少し、中性脂肪の値も約一三六㎎／$d\ell$から約一一八㎎／$d\ell$に改善し、四ヶ月後にも約一〇九㎎／$d\ell$と維持されていた。それだけでない。プログラム終了時には以前と変わらなかったＨＤＬコレステロール（いわゆる善玉コレステロール）の平均値は、四ヶ月後には約六一・七㎎／$d\ell$から約六五・七㎎／$d\ell$になり、動脈硬化指数も、開始時の平均で約二・六から約二・四三に改善していた。

真の意味で驚くべきことは、これら数値の改善ではない。ライフスタイルが変化し、歩行が習慣化したことだ。その結果として健康になったのだ。実際、プログラム終了後にも参加者の歩数が増加していたことも示されている。

新たな健康問題の出現

現代では、わたしたちは子どものころや若いときに深刻な病気にならずに生き残ることができる。それは、ある意味では医学を中心とした医療の輝かしい勝利の結果である。しかし現代に生きるわたしたちもやがて年をとり、問題に直面することになる。ほんの一世代か二世代前の人たちが恐れていた結核や疫病などとは違う病気に罹るのだ。

わたしたちにとって、病原菌やウイルスに代わって新たに挑戦するべき「健康問題」が出現しているのである。いま三大死因と呼ばれるのは心疾患（心筋梗塞《こうそく》）、悪性新生物（がん）、脳血管疾患である。これらはウイルスや病原菌によって起こされる感染症や病気ではない。長年の生活や習慣を背景として引き起こされる病気だ。

では生活や習慣とは？　その大きなものは、わたしたち自身がふだん行っている行動であり、行動の積み重ねである。ふだんの生活や習慣から死に至る病気になるのだ。そして三大死因の前段階といえるのが、高血圧、脂質異常症（高脂血症）、糖尿病などの生活習慣病である。

高血圧、脂質異常症、糖尿病などは、遺伝的に罹りやすい傾向にある人たちがいることが知られている。しかし、遺伝的な要因だけが病気をもたらすわけではない。要因があるのに病気にならない人がいる事実を考えれば、変更が可能な生活習慣と、その「部品」となっている行動に注目するべきである。

健康にリスクをもたらす「部品」である行動は、「行動リスク要因」と呼ばれている。

では健康を阻害する行動リスク要因とは何か。それがはじめのチェックリストの七項目、つまり七つの健康習慣の反対の習慣である。「定期的な運動をしない」「朝食を食べない」「間食をする」「喫煙」「睡眠不足」「肥満」「過度の飲酒」が健康を阻害する。

逆に、定期的運動、朝食を食べる、間食をしない、禁煙、十分な睡眠、適正な体重を保つ、適量の飲酒あるいは酒を飲まないという七つの健康習慣を守る人たちは、前にも紹介したように、病気になりにくく長生きすると実証されている。

理屈だけを考えれば、健康習慣によって健康や長寿が実現するのなら、だれもがみなそれを守ればよいと結論できる。特定の病原菌に効果のある医薬品を探し出すよりも、話はずっと簡単である。

ところが理屈ではわかっていながら、行動リスク要因を変えるのは簡単ではない。病院で「タバコを止めたほうがいいですよ」とか「食べる量を減らすといいですよ」と医師に忠告されても、実際の行動の変化にはなかなかつながらないのである。

●喫煙

習慣となった行動を変えるのが難しいのはなぜだろう。

わが国でも、そしてどの先進諸国でも、医療費は国家財政に重大な影響を与えるほど高額になっている。さらに「健康食品」や「健康グッズ」は街に溢《あふ》れ、「健康情報」は氾濫し、国民の健康への関心は高いように見える。関心が高いなら、健康という目標のためには、高価な「健康食品」を買うよりも自分の不健康な行動や習慣を変えるほうが、合理的で当たり前の選択であるとすぐにわかるはずだ。ところが現実にはそうはならない。

こんな男性がいる。ふだんの話し声は少しかすれており、時々、話をしているときに咳《せ》き込むことがある。どうやらかぜもひきやすいらしい。しかし彼は、少なくともすぐには、タバコを吸うのをやめるつもりはまったくない。

そして本人は、喫煙が肺がんにつながるといわれていることを知っている。そのほかのがんや心筋梗塞などの多くの病気への影響はそれほど意識することはないにしても、うすうすは喫煙と関係がありそうだとは思っている。

しかし彼には、喫煙が病気を引き起こすという重要な話題よりも気に入っているエピソードがある。それは、親戚のおじさんは九〇歳まで長生きしたが、タバコだけはやめられないでずっと吸い続けていたという話だ。そして、一度もタバコを吸ったことがない人が若くして肺がんになった話も、好んで話題にする。

彼は、喫煙するかしないかは個人が決めるものだと思っている。喫煙に対して他人がとやかく言うのは、もっとも大切な人間の自由を奪う行為ではないかと、いつもちょっと腹立たしくなるのだ。さらに、最近は禁煙の場所が増えてきたが、「とんでもない」と思っている。全面禁煙になったレストランには決して行ってやるまいと、密かにこころに誓う。そして、喫煙者は圧制をふるう専制政治の犠牲者のように、とても弱い立場におかれていると感じている。

この「彼」は、わたしの知り合いの実在の人物だが、「『彼』とは、わたしだ」と感じる人も大勢いるかもしれない。そのような人が自分の人生を大切にしたいという願い、あるいは人生を大切にしてほしいという家族の願いから、習慣を気持ちよく変えることができるだろうか。

わが国では、タバコが健康を害すると記したタバコの警告表示は諸外国に比べて文字が小さく、わかりづらい。しかもタバコの自動販売機はなくならず、自由化の方針の下に、コンビニでもタバコを売るようになった。一〇箱入りのカートンでどっさりとタバコを買っていく人も見かける。

喫煙によって収入を得ている企業は喫煙を推進し、一人でも多くの人たちに、少しでも多くのタバコを吸わせるように、あらゆる努力をする。自由な理念の経済は、それを後押しすることになるのである。

喫煙は行動としては単純なものであるはずなのに、健康への悪影響の知識だけではその行動はなかなか変わらない。社会的な規範や、販売の自由化などの環境要因、製造会社などの利益集団があるなど、社会的にも多くの要因が絡んでいるからだ。

しかし、禁煙したいという気持ちがあれば、それを達成するための援助法については、実はいろいろな工夫がされている。禁煙は大変なものではなくなりつつある。喫煙については第三章でさらに詳しく見ていきたい。

●肥満とやせ

喫煙が実は単純な行動であるのは、「食べる」行動と比較するとわかりやすい。先に挙げた七つの健康習慣のなかの、朝食の摂取、間食をしない、適正体重の三点は食べる行動にかかわっている。それだけ、食べるとは多面的であり、健康に大きな影響を与えていることがわかる。

わが国では男性の肥満が増加している。体型の指標であるBMI値が二五以上は肥満とされる。この判定法で肥満とされる男性は、二〇歳代以降、いずれの年代でも二〇年前や一〇年前よりも増加しており、四〇歳代から六〇歳代の三割以上の人が肥満となっている（厚生労働省「平成17年国民健康・栄養調査の概要について」）。

この肥満の増加を見ると、肥満は遺伝だけに決定されているものではないとわかる。遺伝で一義的に決定されているなら、二〇年前、一〇年前と比べてそれほど増加してくるはずがないからである。ということは、現在の日本男性の肥満には環境条件が大きく影響していることを意味している。

遺伝的な要因のかかわりはもちろんある。けれど、「自分の父母が太っているから、自分が太るのは運命だ」と単純に思い込むのはおかしい。そもそも、食べるものがそれほど豊かでなかった時代には、肥満はお金持ちでなければありえなかった。そこにすでに環境条件が影響している。

「太る」とは、活動によって消費するエネルギー以上にエネルギーを取り込み、超過したエネルギーが身体に蓄えられる現象である。これは、食糧供給が不安定で、いつも食べられるとは限らない時代には、生命維持のための非常に有効な仕組みとなる。しかし食糧が安定して供給され続ける豊かな環境では肥満をもたらしてしまう。

ところで、男性とは対照的に、日本の女性の肥満の割合は二〇歳代から六〇歳代で以前に比べて減少しており、逆に低体重（やせ）の割合（BMI一八・五未満）は、三〇歳代、四〇歳代で増加している。二〇歳代、三〇歳代では約二割の女性は低体重だ。全体として見れば、最近の日本女性は肥満どころか、やせてきているのである。

いうまでもなく、日本で男性と女性が住み分けをしているわけではなく、同じ環境のなかにいる。恵まれた豊かな食環境が、男性には肥満をもたらしているのに、女性ではやせを引き起こしているわけだ。

女性のやせ傾向は、肥満がさまざまな疾病につながるという健康問題に焦点を当てて考えれば、まさに「スマート」な対応だと考えてしまいそうになる。しかしやせ傾向は、肥満傾向と同様、健康にとっては問題があるのだ。

すでになんらかの病気であるためにやせている人もいるので、その影響を取り除いたとしても、やせの人のほうが標準的な人に比べると病気になりやすいとの報告がある。要するに病気をせずに長生きするという基準で見る限りは、肥満でもやせでも、行きすぎは禁物である。

またやせたいという願望がはじまりで、しだいに食べることを拒否する病的な状態へ移行する現象も起こりえる。食べる行動は、身体的な空腹感だけでなく、心理的な空腹感、食べることへのおそれ、周りから自分がどう見られているかという意識など、さまざまな要因が絡まり合っている。これもまた忘れてはならない。

●飲酒

飲酒は、日本においては、古くからお祝いやお祭りに欠かせないものであり、文化としても、日常生活においても親しまれている。しかしいま、お酒は個人の健康の観点から、そしてまた社会的にも大きな問題をもっている嗜好品《しこうひん》だ。

だからこそ、アメリカにも禁酒法時代があったし、イスラム教のように飲酒を禁止している宗教もある。日本で未成年の飲酒を禁じているのも、飲酒によるさまざまな問題があるからにほかならない。

飲酒の問題の一つは依存症だ。飲酒のコントロールができず、お酒が切れると禁断症状を示すというもので、この場合、問題を解決するには、お酒と縁を切るしかない。入院する必要もあるかもしれないから、依存症の専門家に相談するとよい。

しかし依存症とまではいえないとしても、慢性的な飲酒、それも飲みすぎの人は多い。よく知られているように慢性的な飲酒は、生活習慣病の要因の一つで、肝機能の低下をはじめとするさまざまな健康リスクを増大させる。健康を損なわず、いつまでもおいしく楽しくお酒を飲むためには、まず慢性的な飲酒に歯止めをかけて、量を控えなければならない。飲酒の適量の目安は、日本酒なら一合、ビールなら中ビン一本。そして、飲まない日、いわゆる休肝日を週に二日、連続してとるのがよいとされる。

平成一六年の「国民健康・栄養調査」によれば、成人男性の三五・七パーセント、女性の七・〇パーセントが毎日飲酒しており、一日当たりの飲酒量が清酒に換算して二合以上という割合は、男性三五・一パーセント、女性一五・四パーセントである。この現状から見ると、かなりの割合の人には節酒が必要だ。

飲酒のもう一つの問題は、飲酒による意識状態の変容だ。一気飲みのように短時間の大量飲酒は、急性アルコール中毒の原因となり、死亡の原因にもなる。酩酊《めいてい》状態で自動車を運転すれば、事故の原因となる。酔っ払い運転による交通事故はまさに飲酒の社会的な問題だ。

近年、飲酒運転をなくすためのキャンペーンが大々的に行われ、平成一四年からは飲酒運転に対する罰則も厳しくなった。このように知識を広め、制度を整えることは、習慣である行動にかなり影響を与えることが、示されつつあるといえる。

●ストレス

七つの健康習慣のなかには入っていないが、病気に関係するものとして、よく取り上げられるのがストレスである。そして、ストレスをめぐる話題は心理学となじみが深い。ところが、ストレスについての話題も混迷している。

少し前に、ある職場でストレスについてお話をする機会をいただいた。ストレスを上手にマネジメントする方法をお話しし、それなりにわかっていただけたようだったのだが、その後の懇談で出てきた言葉に驚かされた。ある人が楽しげに、笑いながらこう言ったのだ。

「今日はいい話を聞きました。ストレスはさまざまな病気につながるのですね。わたしがタバコをやめると、タバコをがまんするストレスのせいで病気になるかもしれない。だから帰ったら家の者にも、タバコは絶対やめないぞと言ってやります」

どうやらおかしなことが、ストレスという言葉の周りで起こっているらしい。注意してみると、ふつうにいわれるストレスは、「専門家のストレス」とは、かなり違った意味で使われている言葉だとわかってきた。

たとえば「ストレスがたまる」とか、「ストレスを発散する」といった言い回しは、非常にポピュラーでふつうに使われている。この話も込み入っているので、後に詳しく説明したいのだが、一つだけ指摘しておきたい。「ストレスがたまる」「ストレスを発散する」といった言い回しは、科学的ではない。

「ストレスがたまっている」とだれかが言うとき、本人には実感があるのだろうが、「たまっている」のは、ストレスの専門家がストレスと呼ぶものではない。部屋の隅にほこりがたまるように、ストレスと呼ばれる物質がたまるわけではない。また、ストレスは、飛行機に乗るとたまるマイルのように、どれだけたまったかを点数として数えられるものでもなく、まして、それを足し算したり、引き算したりできるものでもない。

実はストレスを「たまる」と表現するのは、日本人だけなのである。日本人の言う「ストレスがたまる」を、英語に翻訳しようとすれば、「強いストレスを感じている」とか、「ストレスにさらされ続けている」としか表現できない。

どうして日本人は、ストレスを「たまる」と表現するようになったのだろうか。アメリカ人は、ストレスについて、「たまる」という感覚はもたないのだろうか。アメリカで尋ねてみたところ、「なぜ日本人は、ストレスをたまると感じたり、表現したりするんだ？」と逆に質問されて、答えに困ったことがある。

日本語表現の専門家ではないので憶測にすぎないが、同様のよく聞く表現に「疲れがたまる」がある。

「疲れがたまる」とは、「疲労物質」である乳酸がたまるのだという説を聞いたことがあるが、実際には、乳酸はエネルギー源としてすぐに消費される。ただし乳酸がエネルギーとして使われるときに水素イオンが生じ、これが筋肉の収縮をじゃますする。しかしわたしたちの身体は、乳酸が一定のレベル以上に上がらないように血流をコントロールして酸素を供給する。つまり、「疲れがたまる」という表現も、「ストレスがたまる」と同様にあまり根拠のないものらしい。

以前、「ストレスは本当はたまらないものなんですよ」と話をしたところ、「わたしたち素人は、実感としてそう表現したいのだから、専門家のいう『ストレス』と違っていたとしてもかまわない」と主張する人がいた。この主張にも一理あるように思われる。

しかし、その主張にどのようなメリットがあり、デメリットがあるのだろう。ストレスを「たまる」と表現すると、効果的な対応ができるだろうか。むしろ非常に限定された、あやまった対策をとってしまうことになっているように思う。これについては、第五章で詳しく取り上げたい。

溢れる健康情報、健康食品

健康情報が氾濫している。そして、健康関連の商品やグッズも売れている。先進諸国では、病気やけがなどの医療費のために、税金を含めてかなりの金額が使われている。さらに、税金が投入されているわけではないが、サプリメントや健康食品、健康グッズなど、健康を維持するための費用もとても大きい。

総務省の「家計調査」によると、保健医療費は、平成八年を一〇〇とすると平成一七年には一二六・〇と増加しているが、このうちのサプリメントなどの健康食品は、同じく平成八年を一〇〇とするとなんと二三六・〇と、一〇年の間に二倍以上になっている。これだけの費用を各家庭が支出しているのだから、さぞかし日本人は健康になったのだろうと考えられるが、一般には、まったく逆だと信じられている。多くの日本人は、自分はあまり健康ではないと考えているようだ。

多くの人たちが自分の健康に不安を感じており、健康に関心があって比較的余裕がある家庭では、さまざまな支出をしている。その結果、家のなかにいままでは使っていない健康グッズがしまいこまれている家庭も多いだろう。

健康に関連して何かをすることを、健康関連行動と呼ぶ。現代の健康関連行動は多様だ。病気の兆候があると医者に行ったり、薬を飲んだりする。病気になるかもしれないと不安になったときにはサプリメントを飲んだり、ウォーキングをはじめたり、よく眠れる枕を買ったりする。あるいは健康的な食事をめざして、有機栽培の高価な野菜や自然食品を購入したり、テレビでよいといわれ、そこに専門家のお墨付きがあれば、ココアを飲んだり、キャベツを食べたり、ブルーベリーを食べたりする。

ためしにインターネットで健康食品のサイトをのぞいてみたところ、「今週の注目商品」として、きび、紅芋、バナナ、ブルーベリーなどの酢が紹介されていた。健康食品の分類としては、ビタミン類、ミネラル、ハーブ、酵母・乳酸菌類、キノコ・アガリクス類、ローヤルゼリー・プロポリス、食物繊維、クロロフィルなどが並ぶ。

健康食品で健康は得られるか

サプリメントを含む健康食品の市場はいまや巨大である。そして、テレビの健康番組で人気の司会者が、「この食品は健康によい」と紹介すると、その日のうちにスーパーマーケットではその食品が品切れ状態になると聞く。その影響力は絶大だ。

この健康への関心はマスコミが煽《あお》っている部分もあるだろう。そして、健康への関心を生む健康不安も、マスコミによって作られている部分もあると思われる。また、すでに巨大な市場となった健康関連産業で利益を得ようとする人たちも、さまざまな販売戦略を立て、健康に関連した消費行動にアプローチしているに違いない。

問題は、マスコミに煽られた健康への関心やその情報に基づいた行動が、本当に健康につながっているのか、である。たとえば病気になる率（罹患率）や、その結果として病気で亡くなる率（死亡率）に影響を与え、それが実証されているのかという点である。

改めて考えてみると、健康へのめざましい効果が実証されたものがあれば、それが健康食品であるはずがない。科学的に効果が実証されているなら医薬品として販売できるからだ。興味のある方は国立健康・栄養研究所のホームページ内にある詳しい説明を読んでいただきたい。

さて、健康に関してさまざまな圧力や影響がある現在、わたしたちはどのような行動をとることができるのか。健康への関心から、ヘルシズムと呼ばれる極端な健康第一主義に陥ることなく、科学的で適切な行動に結びつけるためには、自分がどのように健康に関連した行動をとっているのかを振り返る必要がある。

広がる「不健康」な生活

たとえば喫煙率では、二〇〇二年に発表された世界保健機関(WHO)の「世界タバコ地図」によると日本人男性は先進七ヶ国のなかで五二・八パーセントと第一位。イギリス、アメリカ、カナダが二〇パーセント台であることを考えると圧倒的に高いレベルにある。そして日本の若い女性の喫煙率が近年、上昇していることも驚きである。喫煙は健康にきわめて重大なリスクであるという科学的な証拠には関心がないとしか思えない。

また、若い世代では朝食を食べない傾向も著しい。それほど健康的ではないと考えられる食事も人気がある。幹線道路沿いには、豚の背脂を浮かべたこってりしたラーメンなどを売りものにしたお店が立ち並び、どこの町にもハンバーガーをはじめとしたファストフードの店があり、人々が吸い込まれていく。そして、常に自動車を使って移動し、近所に買い物に行くにも歩かない。日常生活のなかではまったく運動をしない人も少なくない。一方で健康に対して非常に関心をもちながら、一方では健康にほとんど関心を払っていないという矛盾した状態が一人の人間のなかにあるのだろうか。あるいは、「タバコを吸っているんだから、せめて健康になるものでも食べよう」といった代償の意識が人々を健康食品に向かわせるのかもしれない。

また、「医者の不養生」というように、知識としては十分すぎるほどわかっている人でも、実行できないこともある。行動はさまざまな仕組みのうえに成り立つものであって、知識だけで行動を支えるのは不十分だからである。

健康意識の格差

しかし全般的に見れば、一方に関心をもちすぎるほど健康に熱心な人たちがおり、他方、健康にほとんど関心をもたない人たちがいると考えるほうが自然だ。つまり、日本人は、健康推進派と非健康推進派に分断されており、二つの集団の間には、健康意識に大きな格差がある。

わたしたちは、女子大学生五〇一名を対象に、食のライフスタイルを調査したことがある。女性の食のライフスタイルはさまざまな要因からなっている。要因には「料理好き」や、「家族・友人との外食を重視する」などがあるが、ライフスタイルにもっとも影響を与えている要因は、健康に関する要因であった。

健康に関する要因から二つの集団に分けて考えると、自然食品・有機野菜を好み、添加物など食の安全性に敏感でそのために余分にお金をかける人たちがいるかと思えば、一方に、ラベルも見ないし製品情報や新鮮さにも興味がなく、価格を重視する人たちがいるということになる。

二つの集団は、かなり異なる特徴をもっている。まず当然だが、健康に関する知識には大きな違いがある。健康推進派はさまざまな病気の知識をもっており、それを予防するためにどうすればよいのかをある程度知っている。しかし非健康推進派は、話をわかりやすくするためにやや極端にいえば、病気に興味もないのだが、それを支えるべき知識ももち合わせておらず、科学的なリスクの判断ができない。

二派の分断を支えているのは、教育水準の差かもしれない。現代日本は大学全入時代といわれているが、それは大学志願者が減っているにもかかわらず大学の定員が減っていない現象を指しているだけで、高校を卒業した全員が大学に行くわけではない。一方で大学院に行く人が増えているのも事実だ。教育の格差はなくなってきているのではなく、むしろ、知識の高度化によって、健康関連だけではなく、知識の格差、学歴の格差も維持されていると考えられる。日本の大学の大部分は私立であるので、これは同時に収入の格差を反映したものともいえる。

知識もありお金もある人たちは、健康のためにさまざまな投資や努力をして、より健康を維持する方向に向かっている。しかしお金もなく知識もない人たちは、日常生活のなかでは健康に気を配らず、健康を害するかもしれない仕事をし、健康を増進するためにお金を使う余裕はなく、また、そのための努力をする気もなく暮らしている。極端を承知であえていえば、こうなるのだ。

格差がより深刻な方向に進んでいるなら、どのように解決できるのだろう。喫煙対策だけでなく、健康にかかわるさまざまな場面での、人間の行動の心理学的な理解を深め、それに基づいた対策を講じることが必要とされているのである。

第二章　医療のパラダイムと変化の必要性

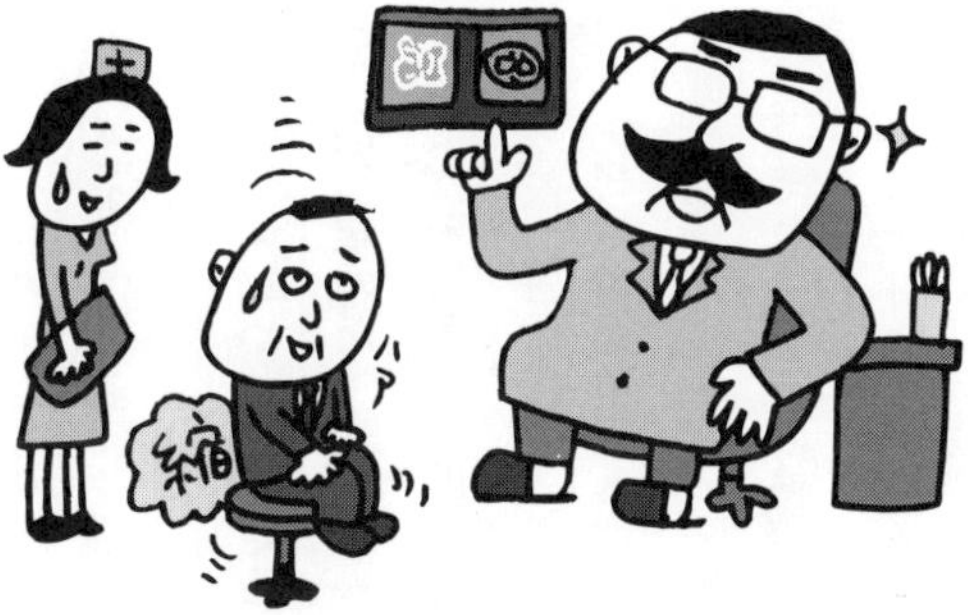

健康番組打ち切りでわかったこと

健康情報の提供を売りものにしていた人気のテレビ番組で、情報の捏造《ねつぞう》が発覚し、番組自体が打ち切りになったことは記憶に新しい。

問題の直接のはじまりは、納豆にダイエット効果があるという内容だったと聞く。実証されていないのに、納豆を食べることにダイエット効果があると放送したのだ。もっとも、ダイエットに効果がなくても、納豆が健康によいのは間違いないので、その番組に関係なく、わが家では納豆を食べ続けている。

この問題について、わたしは新聞で知っている程度なのだが、テレビの娯楽番組とはいえ情報の捏造は許されることではない。しかし問題の背景には、健康情報に関して、一般人と専門家との間でその知識に大きな格差があることを指摘したい。そして、その格差は偶然にできたものではない。

わたしの知り合いにも医師など健康の専門家がいるが、その専門家の多くは、問題となった番組はばかばかしくて見る気がしないと言っていた。わたし自身もそう思う。以前に見たときにあまりにもつじつまの合わない内容だったので、それ以来見ることはなかった。

ところが、この番組は視聴率の高い人気番組だった。問題の納豆ダイエットの放送翌日には納豆がスーパーの売り場から消える事態となった。それだけ多くの人が見、影響力があった番組だからこそ、社会的責任も厳しく問われたのだろう。

しかし、医学や健康の専門家の目から見ると、どうしてみんながこのような番組を信用してしまうのか、そのこと自体を不思議に思う。専門家が見る気にもならないと判断する情報を一般の人が頭から信じ込む、きわめて大きな断絶がこの問題の根っこにあるのではないか。

専門家と一般人とで、健康についての常識がこれほど違うのはなぜだろう。一つの原因には教育制度の問題がある。そして、その背景に、健康についての社会の基本的な態度がかかわっている。

健康や病気の知識が豊富にあれば、それを生かすことができる人は多い。中学校や高校で学んだ、どの国が何世紀にはじまりいつ滅亡したかといった世界史の知識や、種子がどのように発芽し成長するかといった生物学の知識よりも、病気や健康についての系統的な知識のほうが長い人生のなかで役立つはずだ。しかし実際には、一般の人たちの医学知識はあまりにも貧弱である。

なぜ、医師を高圧的に感じるか

病院を受診したとき、さまざまな検査をされ高価な医療機器に囲まれているうちに、わたしたちは自分が一人の人間としてではなく、臓器の集まりとしてしか取り扱われていないような気持ちになる。

それもそのはずで、たとえば臓器移植を実現する医療技術の対象は、まさしく臓器にある。医療をする側は臓器に焦点を当てているので、患者が人間扱いされていないと感じるのはむしろ当然なのだ。別の言い方をすれば、臓器に焦点を当てていればこそ、高度な医療なのである。

だから、医師が検査値や検査結果ばかりを見て、患者である自分を見ないし話を聞いてくれないというのは、思い過ごしではなさそうだ。むしろ、検査値や検査結果をしっかりと把握していないとすれば、そのほうが困ったことだといえる。

つまり、病院で不愉快な気分や居心地の悪さを感じるのは、必然といっていい。それはわたしたちが作り上げてきた近代的な医療の基本的な性質から生まれ、現代はそうした医療がより発展しているからだ。

しかし、病院がいくら効率のよいシステムであるとはいえ、そこにいる一人ひとりの医師は、もう少し患者に親切でもいいのではないかと感じる人も少なくないだろう。

無愛想で、「わたしの言うとおりにしていれば間違いない」という強いメッセージをもつ態度の医師はかつてとても多かったし、現在もいる。患者側にも、かつて、あるいは現在でも、そういった態度の医師に信頼感を感じ、むしろ安心する人たちもいる。

このような医師の高圧的な態度とそれを受け入れている患者との関係を、パターナリズムと呼ぶ。パターナルとは、「父親のような」という意味なので、パターナリズムとは、父親と子どものような保護し、支配される関係だといえる。患者がすべてを医師にお任せする「お任せ医療」を支える関係である。

医師と患者の間のパターナリズムと同様に、かつては会社組織でも、雇用している社長と雇用されている社員との間にはパターナリズムがあり、学校でも、先生と生徒の間にはパターナリズムが存在した。

パターナリズムは、たとえば小さな子どもに対しては思いやりをもって接し、しかし子どもの利益となるときは、子どもの意志に反してでも強制するという態度を生む。医療の場面では、医師は患者の利益を最大に考慮する前提をもって医療を行うが、結果として患者の権利や自由が制限されることになる。

なぜこのような不均衡が生じるかといえば、根本には知識の不平等が存在するからだ。だから患者の権利とか自由といった政治的な観点からとらえるだけでは、医療におけるパターナリズムの十分な理解につながるとはいいがたい。

医学から見た病気

一方で、医学の知識はどんどん増え続けている。高度な医療を支えているのは、高度で先端的な研究とそれによって集積された知識だ。新しい検査結果や画像診断から病気の状態を把握するためには、知識と訓練によるスキルが欠かせない。そこで医師と患者の知識の差は、これまでにも増して広がり、これまで以上にコミュニケーションを困難にしている。ところが社会は、その差を縮める方向に向かってはいないように見える。それはなぜだろう。

実は医学は、そもそも患者の知識を増やす必要性をもたないのである。医療とは伝統的に、すべてを知る医師が何も知らない患者に対して治療を施すものであり、すべての責任は医師にあると考えられてきた。つまり、医療の専門家と患者との間の知識の大きな隔たりは、単なる習慣ではなく、これまでの医学・医療の基本的な考え方から来る必然的な結果だといえる。

これまでの医学・医療の基本的な考え方は、生物医学モデルと呼ばれる。

生物医学モデルでは、病気とは、基本的に外部から体内に侵入した、多くは単一の原因によって生じると考えられてきた。病気をもたらす病原菌あるいは病原性のウイルスは、生物医学モデルにおける、ある特定の原因だといえる。そして特定の原因は特定の症状を引き起こす。もちろん、熱が上がるなど多くの病気に共通した症状も現れるが、専門家は、ある病原菌やウイルスだけが引き起こす特有の兆候を見つけることができるし、それを見つける必要がある。

診断と患者の知識

「熱」という症状があるとき、熱だけでは、なんらかの感染症なのだろうとわかるだけだが、「熱があり、なおかつ咳をしており痛みがある」となると呼吸器の炎症だと絞られる。痛みの部位がのどではなく胸であるなら、肺炎かもしれないと考える。これくらいなら素人でも想像がつくが、これは診断ではない。

たとえば、急に発熱した患者を、医師がインフルエンザと診断する場合を考えてみよう。インフルエンザは一二月から三月にかけて多いウイルスによる感染症であり、感染者と接触したり、咳などの飛沫《ひまつ》によって感染し流行する。

高熱の患者が受診したとき、冬場であれば医師の頭のなかにあるのは、まず、その時点のその地域のインフルエンザの流行情報だ。というのも、インフルエンザにはインフルエンザでなければ現れない特有の症状がなく、症状だけでは判断できないからだ。急な三八度以上の発熱はインフルエンザに典型的な症状ではある。しかし、インフルエンザの症状が必ずしも典型的なものから現れるとは限らないし、発熱だけではインフルエンザではなく、ほかのウイルス性のかぜやほかの病気かもしれない。症状からだけでは見分けがつかないのだ。だからインフルエンザ流行情報と照らし、可能性を知る必要がある。

しかも、インフルエンザの場合には、ふつうのかぜと違い、二次的に肺炎などの重篤な状態になる危険性がある。特に高齢者や慢性疾患をもつ人たちにとっては、これは重大な問題だ。推測ではなく、確実な診断が必要だ。

そこで、インフルエンザを疑うときは、インフルエンザ迅速検査キットを使う。鼻の穴（鼻腔《びこう》）やのど（咽頭《いんとう》）に綿棒を入れてなかをぬぐい、液を採取して検査する。二〇分程度で結果がわかる。インフルエンザウイルスが陽性であれば、ほぼインフルエンザと診断できる。

そこで陽性であり、感染の初期と推定できるなら、抗インフルエンザ薬による治療となる。そのとき、インフルエンザの型によって選ぶ薬は異なる。A型だけに効く薬があるのだが、キットのなかにはA型とB型の区別がつかないものもあるからだ。この場合も流行情報を頼りに、インフルエンザの型を推測する。その人だけがそのとき、その地域ではやっている型とは別の型のインフルエンザにはならないからだ。

インフルエンザかもしれないと考えたときに、医師はまず、自分が感染しないようにマスクをつけ問診をする。たとえばその地域ではインフルエンザは流行していないかもしれないが、旅行で流行地域に行ったかもしれない。そうしたさまざまな情報を知りたいからだ。そして検査となったら、鼻腔をぬぐう綿棒を操作しているときには、もしかするとゴーグルをしているかもしれないが、それは、綿棒を引き抜いた直後にくしゃみをすることが多く、飛沫が飛んでくることがあるからだ。

検査の結果が陽性でインフルエンザであろうと診断されたときは、あなたが高齢であったり慢性疾患があったりした場合には、抗インフルエンザ薬が処方される。そのときに、今度からは、インフルエンザの予防接種を必ず受けておくようにと念を押されるだろう。

さて、お気づきだろうが、この診断と治療のプロセスには、患者自身の知識がまったく入り込む隙間がない。患者の医学的知識が多かろうが少なかろうが診断のプロセスにはまったく関係がない。あえていうなら、予防接種を受けるようにという説明のときに、患者がそれを真剣に受け止めるためには知識があるとよい、という程度である。

患者に知識は必要ないのか

生物医学モデルでは、病気とは外から原因がやってくるものであり、患者は基本的には犠牲者である。そして、治療や予防の目的は外から来る病気の原因への対処となる。具体的には医薬品による化学療法や予防接種、あるいは清潔にするといった処置も含め、病気の原因を取り除く方法が医療の中心的な役割を果たす。

何より特徴的なのは、生物医学モデルに基づく医療では、医学の専門家である医師にすべての責任があるとされ、犠牲者である患者にはその結果に責任がまったくないと考えられることである。

生物医学モデルの起源はギリシャ時代のヒポクラテスに遡《さかのぼ》る。ヒポクラテスの指摘や見解をもとにしたとされるヒポクラテスの「誓い」に挙げられているのは、医師は良心に従って医療を行う、患者の健康を何よりも優先する、患者を差別しない、秘密を守るなどである。近年まで、大学の医学部ではこの精神を大切にしてきた。

実はこのヒポクラテスの「誓い」には、医師以外に医学の知識を広めないことも掲げられている。良心に従っている医師が、すべての責任をもって患者のための最善の処置をするのだから、患者は医師に従うのが当然であるし、不確かな医学知識の広まりは、医師という職業の神聖さを侵すと考えられたのだろう。

しかし医師以外に医学の知識を広めないという「誓い」を守れば、医師は患者に治療についての情報を与えなくてもよいことになる。患者はたとえば自分の飲んでいる薬について何も知らされない。そして、薬にはリスクがあるのが当たり前だが、患者はそのリスクも知らなくてよいとなってしまう。良心に従った医師が、すべてを判断するからだ。

職業倫理から考えれば、医師にすべての責任をもってほしいと思う面もある。しかし、医師が、常に良心的で全能とはいえないし、たとえばその時代の偏見から自由だともいえない。すべての責任を医師だけがもち、知識を広めない、情報も与えないという考え方はいつまでも通用しない。

実際、情報を与えられなかった患者が不利益を受けた事例に端を発して、「患者の権利」を追求する考えが広まっている。患者は診断の根拠や治療の方針、治療法について知り、選択する権利があるとする考え方である。

患者の権利の考え方以前に、現在の日本では疾病構造の劇的な変化が生じ、新しい健康問題が出現している。生物医学モデルだけでは原因を考えるにも、治療をするにも限界がある疾患、つまり生活習慣を基礎にもつ疾患が、大きな問題として立ち現れてきたのである。

いわゆる生活習慣病では自分の生活習慣が行動リスク要因となり、大きな原因ともなるのだから、患者は単なる犠牲者ではない。患者自身に病気の責任がある。また、その病気を患者自身が十分に理解していなければ、治療も予防も効果はない。

そこで生物医学的な立場からだけでなく、心理的、社会的な立場からも、病気を理解する必要がある。このような考え方は、生物心理社会モデルと呼ばれている。

生物心理社会モデルでは、病気の原因は単一ではなく、生物的要因、心理的要因、社会的要因の複合的なものであると考える。そして、特定の病気や障害だけでなく、トータルな人間として治療される必要があり、だれもが自分の健康や病気に責任があると考える。

見方を変えれば、生物心理社会モデルの立場をとることによって、自分の生活や行動を自分で整え、また社会を通じて環境を変えていくなどの新しい対策の可能性が開けてくるといえる。

医療システムに頼って医学・医療の専門家に任せるだけではなく、自分自身が積極的にかかわり、習慣や行動を変化させていく。新たな健康への道を見つける過程に、習慣や行動を研究してきた心理学は積極的に寄与することができるのである。

第三章　習慣を変えるための心理学

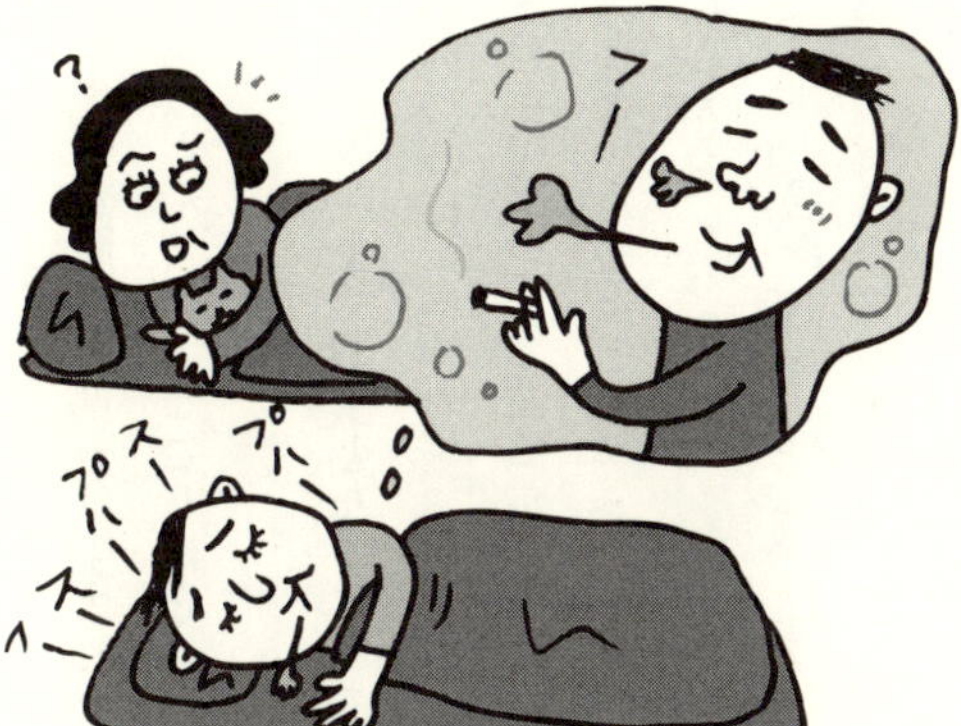

赤ちゃんはタバコを吸わない

習慣を変えるのは難しい。しかしよく考えてみると、いまの習慣の大部分は生まれたときからあったわけではない。いつしか習慣となったものがほとんどだ。ここしばらくの間は習慣だが、以前は習慣ではなかった行動が多いのだ。

極端な話、生まれてすぐにタバコを吸いはじめ、それ以降現在まで習慣となっている人はいない。多くの人は中学か高校、あるいはそれ以降のいつかに（あるいは、不幸なことに中学以前に）吸いはじめ、いまではそれが習慣となっているのだろう。習慣が作られた時点を振り返れば、それ以前の習慣が変わって現在の習慣となったのだとわかる。そう考えると、どんな習慣でも、変えられない習慣はないように思える。

しかしこれは屁《へ》理屈だ。タバコをやめられないお父さんに向かって、子どものころは吸っていなかったのだから、いますぐにやめられるはずだと、責めたてる家族のいう理屈である。

実は、習慣を作り上げる仕組みと習慣を維持する仕組みは、とても似通っている。その仕組みがあるからこそ、それまではなかった行動が習慣になるのだし、習慣になると維持される。

習慣を作り上げ、維持する仕組みの中核は、「強化の原理」と呼ばれるものだ。何かの行動をしたときに、たまたまであっても特別な結果が起きたとする。結果の性質によっては、その行動をそれまでよりもたびたびするようになる。習慣が作られ始めるのだ。

ある行動に続いて起きた出来事がその行動を増加させる場合、それを「強化」と呼ぶ。強化によって行動がしっかりした習慣になるのは、「強化の原理」が働くからである。

サーカスの動物に曲芸を教え込むプロセスを考えてほしい。はじめは簡単な行動に対して、たとえば角砂糖などの「ごほうび」を与える。すると動物は行動の結果、角砂糖が得られるとわかり、その行動が習慣となる。行動をしだいに複雑にさせ、習慣化させていった結果が素晴らしい曲芸だが、これは強化の原理で実現したものだ。

動物と同じ原理を当てはめられるのは不本意かもしれないが、わたしたち人間の習慣も強化の原理で説明できる。わたしたちの習慣的な行動の陰には強化があるのだ。

喫煙、食べすぎ（あるいは、少食すぎ）、睡眠不足、運動不足などが習慣になっているときも、行動を習慣化させ、維持している仕組みがある。それが不健康な行動とわかっていても、強化の原理が働いて維持されているのだ。

習慣の心理学

習慣がどのような仕組みでできあがり、また、維持されているのかを知ることは、自分がいまの習慣を変えたいときや、新しい習慣を身につけたいときに役に立つ。もちろん、そんな知識がなくても習慣は変えられるかもしれないが、知識があればより効果的、効率的にできる。

効果的に習慣を変えるための知識を「学習の心理学」と呼ぶ。これは二〇世紀に心理学の研究によって得た誇るべき成果である。この心理学の基礎的な部分は、動物実験によって明らかにされてきた。おなかを空かせたたくさんのネズミが迷路を走ったり、レバーを押したりした結果、習慣の心理学の知識が集積されたのである。

したがって、習慣の心理学には創始者がいるわけではないが、もっとも有名な心理学者はハーバード大学のバラス・F・スキナーである。スキナーは、「二〇世紀のもっとも著名な一〇〇人の心理学者」の第一位に挙げられている。このランキングは、アメリカ心理学協会会員へのアンケートやアメリカ心理学会での評価などから選出され、二〇〇二年に発表されたものだ。スキナーが代表する習慣の心理学が、二〇世紀の心理学における最大の成果として評価されたのだろう。ちなみに二位は知能の発達を研究したジャン・ピアジェ、三位が精神分析のフロイトだ。

さて、習慣を実質的に作り上げている強化を支える重要な仕組みがある。「動機づけ」と呼ばれる仕組みだ。サーカスの動物たちが日ごろから甘いものを飽きるほど食べていて、甘いものをそれほどほしくなくなっていたらどうなるかを想像してみよう。ある行動に対して角砂糖を与えても、行動を覚えないどころか、顔をそむけて食べないかもしれない。これでは角砂糖は「ごほうび」にはならないし、行動は強化されない。

どんな強化も、それを手に入れたいと思わなければ強化にはならない。準備状態が必要なのだ。人間にとってかなり強力な強化として働くお金も、サルにとってはありがたみはないし、強化にはならない。もっともサルも、コインが食べものに交換できると教え込まれていれば、コインを手に入れようとする。逆に人間でも、お金持ちなら、ちょっとしたお金では強化にならないかもしれない。

食べもの、お金、名誉

動機づけとして確実に働くのは、広い意味での生存のために必要なものである。食べものが代表的だ。空腹なときには食べものを手に入れようとするし、ある行動の結果、食べものが手に入れば、その行動が強化される。

生きるためにはエネルギーが不可欠で、食べものが必要だ。たくさん食べて、もうこれ以上は要らないと思っても、わたしたちはまた食べものが必要になると知っている。だから食べものはある意味で限りない動機づけとなる。

ではお金はどうか。先にもふれたように、お金持ちの人は、わずかな額ではそれほどほしくないだろうと思えるが、その逆もありえる。わずかなお金にこだわればこそ、つまり、それが強い動機づけとなる人だから、お金を手に入れる行動が習慣化し、お金持ちとなったとも考えられるのだ。

むしろお金をもっていない人には、動機づけとなっていない場合もあるだろう。それほどほしがっていないから、金儲けのためには行動しない。だからお金がないともいえる。しかしその人も、お金ではない何かが動機づけとなって、そのための行動が強化されているかもしれない。

名誉も、人間には動機づけとして働いている。勲章のように手に取れるものも、褒《ほ》め言葉のように形のないものも強化として働く。これは「社会的動機づけ」と呼ばれる。大勢の人から褒められる場合はもちろん、特定のだれかに認められることも強化となる。

このように習慣があれば常に強化があり、強化を支える動機づけがある。だからこそ、習慣を効率的に変えたいときには、その習慣の強化とどのような動機づけが働いているのかを知る必要がある。

刺激による支配

甘いものを食べすぎたり、タバコを吸い続けていたりするのは習慣だと、多くの人が認めるだろう。しかしその背景に「強化」があるという主張には納得がいかない、という人も多いかもしれない。

それは行動が習慣化していると、一つひとつの強化はあまり意識されないからだ。つまり、甘いものを食べる、タバコの煙を吸い込むといった行動で、「ある種の快感」や「利益」が生じているとは、それほど意識されない。すでに習慣化している行動で意識されるのは、強化の原理と並ぶ、習慣のもう一つの重要な側面だ。心理学では「刺激コントロール」と呼ぶが、刺激によって支配されている行動である。

おなかいっぱいでもう食べられないと言いながら、テーブルに見た目も美しいデザートが出てくるとつい食べてしまう甘いもの好きな人がいる。だれかがタバコを吸いはじめると、つい吸ってしまう喫煙者も多い。晩酌のビールがないと物足りないというのも、刺激にコントロールされているからだ。ビールの銘柄が、「あれでなくちゃ」という場合には、もっと限定的にコントロールされているといえる。

甘いものを食べる、タバコを吸う、お酒を飲む、これらの習慣は糖分やニコチン、アルコールなどの摂取によって強化されている。しかし行動するときに意識されるのは、糖分やニコチン、アルコールではなく「目の前」にある刺激であり、刺激による支配である。

なぜ刺激によって支配されるのだろう。刺激は強化を予測する力をもっているからだ。たとえばタバコの銘柄の名前を聞いたり、パッケージを見たりすることで、タバコを吸いたくなることがある。名称やパッケージが刺激となって、喫煙して得られる「ある種の快感」が予測されるからである。

つまり刺激は、強化を予測させ、はっきり区別できるものであればどんな刺激でもよいという性質をもっている。喫煙でいえば、タバコの名称やパッケージと、吸った後で得られる結果としてのある種の快感は、強化の組み合わせとなっており、その強化を繰り返し経験すると、刺激の支配力が増強され維持される。

「こだわり」でタバコに支配される

新しいタバコが売り出されるとき、その名称やパッケージデザインなどを決めるには、莫大な資金がつぎ込まれるという。名称やパッケージは、刺激として強く働くからである。名称やパッケージによって、購買者に抱いてもらいたい商品イメージを植えつけ、広告を通じて、その刺激の支配力を利用するために、タバコ会社は巨額な費用をかけるのだろう。

だからタバコをやめたいときには、その準備として、自分が吸ってきたタバコの銘柄にこだわらず、いろいろな銘柄を吸うことも助けになる。特定の名称やパッケージデザインなどのもつ刺激の支配力が弱められるからだ。

多くの喫煙者は自分の吸うタバコの銘柄にこだわっている。タバコであればなんでもいいという人はごく少ないだろう。何か特定のものにこだわるのは、経験を積んだ人間だからこそだと解釈されて、「こだわり」という言葉はいま、よい意味で使われることが多い。しかしながら、その実態はどうか。タバコの銘柄にこだわっているというのは、つまりは刺激に支配されているのではないだろうか。先の動物の例のように、強化の原理によって習慣ができていると認めると、何か自分が情けないように思う人もいる。しかし、こだわりという耳ざわりのよい言葉で刺激に支配されるのも同じ原理からなのだ。

こう考えてはどうだろう。自分が習慣の主人になるのである。

強化の原理を理解すれば、自分の望む習慣を作り上げられるし、逆に自分にとって望ましくない習慣を変えることができる。さらに刺激の支配力を自分が利用して、望ましい習慣を強固にする方法もあるのだ。

実はわたし自身、禁煙に成功した一人だ。毎日違う銘柄のタバコを買って、刺激のコントロールを弱め、禁煙することができた。そんな工夫をしないでも禁煙することはできる。後に述べるみんなでやめるという方法はその一つでとても有効だ。

しかし、最近、みんなでやめる方法で禁煙に成功した人から聞いた話では、タバコをやめて一〇年にもなるのに、こだわりのパッケージの夢を見たり、それを思わず吸ってしまったという夢を見たりすることがあるという。さいわい、わたしはそんな夢を見たことがないが、「げに恐るべきは刺激の支配力」というべきだろう。

習慣は変えられる

自分の習慣を変えたいときに、効果的に変えるにはどうすればよいか。答えは単純だ。変えやすい習慣から変えればよい。

では、変えやすい習慣とは何か。まずいえるのは、変える前と後にそれほど大きな違いがない習慣が変えやすい、ということである。つまり、一度に大幅に変えなければよい。短期的に実現しやすい目標をもって少しずつ習慣を変え、そして目標に近づいていけばよいのだ。

たとえば、ほとんど運動していなかった人が、ある日いきなり、夕食後に一万歩を歩く決意をしたとする。決意が固ければ何日かは続くかもしれないが、雨降りや暑さをきっかけに休んでしまい、そのままずるずると歩かなくなってもおかしくはない。

これまで歩いていなかった人が、一万歩を歩くというのは、習慣を大きく変えることである。だから難しい。では、通勤に使う駅でこれまでエスカレータに乗っていたところを階段を使ってはどうか。いつもの場所でエスカレータの行列に加わる代わりに、階段に向かうのはそれほど難しくはない。

そして、いつもの駅で階段を使い続ければ、別の場所でエスカレータがあっても階段を使おうとするかもしれない。続けていくことによって、階段を使うという行動は新しい習慣の基礎となる。エスカレータの使用には「楽ができる」という強化があるので、階段を上る行動を選択するにも、「できる自分を褒める」とか、家族に励ましてもらうといった代わりの強化を用意する工夫も必要かもしれない。

少しずつ習慣を変えることの利点は、思い切った決心や大きな努力をしなくてもよい点にある。そのコツは、より容易な状況を作り出すことだ。電車を降りると目の前にエスカレータがある車両に乗っていれば、離れた階段まで行って上るのは面倒になる。電車に乗るときから、降車すると目の前に階段がある車両を選べば、状況はまったく違ってくる。

しかし、変化は少しでも、明らかにうまくいきそうもない場合がある。タバコを毎日二〇本吸っていた人が、今日から一八本にしようと計画するといった場合だ。

目の前にいつものタバコの箱があり、しかも、さっきまで一八本目を吸っていたし、ライターも灰皿もすぐそばにある、というのは刺激による支配の力が強力に働いている状況である。この刺激の支配から逃れて一九本目を吸わないのは、なかなか難しい。それは、刺激の支配力がきわめて強力に働いている状況で行動を変えようとしているからだ。

では、喫煙行動はどうすれば変えやすいのか。たとえば、タバコを買わないでいるのはどうか。タバコを吸う状況は、タバコを手に入れるところから準備されるが、買わなければ手元にはない。これは少しずつ変える準備状況といえるのではないだろうか。

もっとも簡単にタバコをやめる方法

喫煙だけでない。行動は単独では成立しないので、ある行動は、結果として次の行動を引き起こす刺激を生み出す。そして、刺激によって引き起こされた行動が別の行動を引き起こすという連鎖状の関係にある。だからこそ刺激の支配力が強いのだ。

では自分を支配する刺激に効果的に対処するにはどうするか。方法の一つは、刺激を生み出す可能性のある行動を変化させ、刺激そのものを受けないようにすることだ。喫煙でいえばタバコを買うことが刺激を生み出す可能性のある行動にあたる。

喫煙行動を変えるためのもっとも簡単な方法を考えてみよう。

いつものタバコ屋さんや自動販売機の前に来たときに、いつもの銘柄とは別の銘柄のタバコを「買う」のだ。意志を強くして「買わない」のではない。自動販売機なら、隣のボタンを押すだけですむ。「結局はタバコを買っているのだから、なんの意味もない」と思うかもしれないが、いつもと違うタバコの名称やパッケージデザインなどの刺激は、慣れ親しんだ銘柄ほどには、あなたの行動を強く支配しない。

いつもと違うパッケージを開けて、いつもと違うタバコを吸ってみてほしい。慣れないパッケージから出した一本のタバコには、習慣になっているタバコの一本ほどの値打ちは感じないはずだ。

もちろん、喫煙行動の本当の強化はニコチンの神経作用なのだが、銘柄の名前やパッケージ、そこにある見慣れた色、デザイン、そして、タバコを口にしたときのフレーバーやテーストも、刺激としてあなたの習慣をコントロールしている。

いつものタバコの代わりに買うのは、別の銘柄ならなんでもよいのだが、より見慣れないもののほうが効果的かもしれない。そしてそのタバコを吸うという新しい刺激の支配を作り上げないうちに、次にはまた別の銘柄を買ってみよう。今度は買うときに感じる抵抗もさらに少ないはずだ。

そうやって毎日違う銘柄を買い続けていくと、今日はどんな銘柄を買ったものやら、と迷う気持ちになるかもしれない。そうなればしめたものである。あなたは、いつもの銘柄のタバコの刺激の支配を逃れ、自由になりかけているのだ。

喫煙行動だけではない。スナック菓子をついつい食べすぎてしまう場合も同様だ。袋の半分まで食べずにその手前でやめるという目標を実現するのは大変だ。そうではなく、コンビニに行ってもお気に入りのスナック菓子は買わないとか、買ったとしても目につくところには置かないといった行動なら、実現しやすい目標となる。お酒も同じことがいえる。お気に入りのいつものビールではなく別の銘柄のビールを買ってみる。今日は、ちょっと休肝日にしようかなと決断するときに、別の銘柄なら後押ししてくれるだろう。

一方、強い意志の力でがんばったときはどうか。がんばって禁煙したとしても、あなたが昔の刺激の支配から逃れていないときには、刺激はいつでもあなたに手を伸ばす。ちょうど気晴らしがほしい気分でいるところに、「まあ一本」とだれかが慣れ親しんだパッケージを差し出すかもしれない。

「禁煙するのは非常に簡単だ。だから、わたしはもう数えきれないほど禁煙したことがある」と言ったのはアメリカの文豪、マーク・トウェインだそうだが、禁煙にとって本当に重要なのは、再び喫煙しないことだろう。しかしそれこそが簡単ではないのだ。

タバコを吸っている人のなかには、禁煙運動が盛んになってきたいま、自分らしさを失わないために吸うのだと主張する人がいる。タバコを吸えない場所が増え、また自分の周囲でも禁煙する人が増えているが、自分はそんな外圧に負けないで自分らしさを保ちたいというのだ。

人間にとって、自分らしさを失わないことはとても大切だ。自分らしさを失わないために他人の言いなりにならないのは立派な態度だともいえる。さらに、何かを強制されたときに、それは嫌だとはっきり言うのは人間の権利でもある。

こうした、自分の行動についての考え方も、その人の行動に大きく影響している。喫煙が自分の大切な権利だと思う人は、喫煙できる場所がなくならないように活動するかもしれない。そして、むしろ積極的に喫煙したり、あるいは喫煙できる場所を減らさないよう、関係機関や周囲に働きかける人もいるだろう。そうした行動の結果、タバコが吸える公共スペースとして、たとえば一部の新幹線では喫煙スペースが残っているともいえそうだ。

二〇世紀の心理学が明らかにしてきたのは、これまで見てきたように、行動に引き続いて生じる結果によって行動が変化することである。結果を経験すると、以後、その行動がどれだけ起こるかの頻度が左右される。また、結果を予測させる刺激には行動をコントロールする力がある。

しかし、結果に動かされているだけでは、人間は動物と違わないように思える。人間が動物と違うのは、行動が考え方に影響を受けることであり、考え方を変えることで行動も変わる点だ。

「自分がタバコを吸うのは、人間としての尊厳や権利のためだ」と思っている人もいる。人間であるからこそ、自分の行動をどう考え、評価しているかが習慣や行動を支える力となる。この場合、もしも習慣を変えるなら、考え方を変える必要があるというわけである。

禁煙のメリットとデメリット

ここまで例に挙げてきたのは、タバコをやめたい気持ちはあるが、考え方としてはどうしても吸い続けたいという方向にある喫煙者の場合だ。その場合、行動から変えることはもちろんよいが、考え方を変えることから行動を変えることもできる。そのときこそ、心理学が役立つ。

そもそも心理学は、正義や権利といった観点から考えるのを得意とはしていない。ここで考えたいのは、行動を変えることによるメリットとデメリットについてである。

新しい習慣を身につけたいと思うのは、それなりの利益があると考えるからだろう。そこで、次のように考えてみてはどうだろう。行動を変えるメリットは、よく考えると自分が思っていたよりも、さらに大きいかもしれない。行動を変化させるデメリットも、意外と小さいのかもしれない。そう考えてみるのである。

タバコをやめることの大きなメリットは、食べものの味がしっかりわかるようになるということだ。これまで気がつかなかった、おいしい食べものを、しっかり味わえるのは素晴らしいことだ。それは、タバコを吸った後の快感に勝るかもしれない。

食べすぎに関して考えれば、食べる量を少なくしてやせたなら、これまではあきらめていた、自分が着たかったデザインの服を着ることができると考えてみてはどうか。そして、自分が食べすぎるおそれのある場面を上手に避ければ、それほどがまんしなくても、食べる量を少なくできると考えてみよう。

少食すぎるのを変えたい人は、しっかり食事をとると体調がよくなり、これまで以上に魅力的になると考えてみる。そして、一人きりで食べることを避ければ、食べるときにくよくよ考えなくてもすむかもしれない。

このように、自分の行動を変えて得られるメリットをより大きく見積もり、そのために払う犠牲をより小さく見積もるようになれば、習慣を変えるための考え方の準備ができてくる。

「自分はできる」という自信

習慣を変えるメリットは、自分が望んだ結果を手に入れられるだけではない。もちろん禁煙が成功すれば、将来の病気のリスクを大幅に減らせるし、日常的にも、のどの調子がよくなるだろう。自分が望んでいた健康が手に入る。しかしそれだけでなく、大きいのは「自分はできる」という自信が得られることだ。

習慣や行動を変えられるという自信がつけば、健康面だけでなく、さまざまな分野で「自分はもっとできる」と考えられる。自分はできる、と考えることは（心理学では「自己効力感」と呼ぶが）、とても重要だ。この自己効力感は、何かを達成した結果として手に入るのだが、同時に、何かをはじめるときにキーとなる。

禁煙しようと考えて、何度もチャレンジしてみたがうまくいかず、結局、またずるずるとタバコを吸い続けている人を考えてみよう。先に紹介した、自分の権利のために喫煙する人とは違った意味で、その人の考え方が禁煙をじゃましているといえる。

この人は自分が何かをできるとは思えない、つまり自己効力感が低い人なのだ。自分はタバコをやめられない、「これだけは自分の意志ではどうにもならない」と感じているのだろう。

「どうにもならない」思いがさまざまに波及すると、自分は「こうしたい」と思っていながら、「できそうもない」とあきらめてしまう。禁煙に関してだけでなく、全般的に自己効力感が低くなるのだ。こうなると、たとえ行動の変更で得られるメリットを高く見積もっていても、はじめの一歩を踏み出せない。

一歩を踏み出せないのだから、まったく同じ条件下にあるように見える人でも、結果がまったく異なる場合も出てくる。「自分はできる」と期待している人は実際にできるのに、できると期待していない人は本当にできない。

結果から見れば、それぞれ、自分への予想は当たっている。けれどもそれは単に考え方が自己成就しているにすぎない。問題は、どうやったら自己効力感を高められるかである。「自分はできる」という自信は、成功から身につく。だから成功が必要だ。成功を実践し、自信を獲得していくのだ。これは、「変えやすい行動を変えるところから、習慣を変える」方法につながる。変えやすいことから変えるとは、成功し、自信を獲得し、自己効力感を高めつつ目標を達成していくことである。

いつもの駅でエレベータではなく階段を上る、この簡単な行動を続けると、ちょっとしたことなら決心すればできるという自信の獲得になる。その自信は、ほかの駅でも階段を使う行動につながるかもしれない。あるいは、階段を使い続けて得られた自己効力感は、ちょっとしたことなら、がんばればできるという考え方につながって、禁煙に向けて何かをはじめようと思えるかもしれないのだ。

わたしも参加している神戸大学の川畑徹朗教授のグループでは、学校保健における問題行動と自尊心との関係に注目して検討を続けている。そして、全般的な自己効力感を反映する自尊心が高いと男女ともに喫煙や飲酒などの問題行動を起こしにくいことを、五〇〇〇人を超える全国調査から示した。

また、一六〇人の子どもたちの小学校から中学校にかけての追跡調査を実施しているが、その結果、健康によい行動、つまり運動習慣と自尊心とのかかわりがわかった。中学生の運動習慣の有無と、小学四年生から中学二年生への自尊心得点の変化とを見ると、運動習慣のある男子生徒は自尊心得点が一・二ポイント増加しているが、習慣のない生徒は四・一ポイントも低下している。小学四年生のときより自尊心が高くなった中学二年生は運動習慣という健康によい行動をとれていたのだ。残念ながら女子ではこの傾向は明確ではなかったが、さまざまな自己効力感から全般的な自尊心の向上がもたらされ、その後の健康的な習慣の形成と維持につながっていると考えられるのである。

真似からはじまる新しい習慣

人間は真似をする。これは習慣を変えるとき、つまり新しい行動を身につけようとするときに、知っておきたいもう一つの重要な仕組みである。言い換えれば、わたしたちはよい模範を知れば、新しい行動を身につける大きな力にすることができる。

先に、新しい行動を獲得するためには、強化が必要だと述べた。強化の原理から見れば、何ごとも自分で経験しなければ習慣として身につかない。経験は、新しい行動を習得する強力な源なのである。しかし自分が直接経験しなくても行動は習得される。真似ることから新しい行動が得られるのだ。

「アイドル」と若者たちの関係を見てほしい。若者たちは自分が憧れるアイドルのファッションを真似、アイドルの言葉遣いやふるまいをも、そっくりそのまま取り入れる。アイドル本人には、その言葉遣いやふるまい方を支えている強化、つまりその行動を習慣化した理由があるはずだ。しかし、真似をする若者には直接的な強化はない。というよりも、親や周囲からやめるよう、強化されている場合もあるほどだ。それにもかかわらず、若者たちにアイドルと同じような行動が習得されていくのは、アイドルが強化される（もてはやされる）影響を、若者が受けるからだ。

実際チャリティにアイドルが参加すると、その活動に参加する若者が増える。だから、アイドルがかっこよくタバコを吸うシーンがテレビや映画、ミュージックビデオなどで繰り返されたなら、そのアイドルに憧れている若者は喫煙を真似し、なかには習慣になる場合もあるだろう。逆に、アイドルが禁煙し、禁煙こそがかっこいいとマスコミで語りかければ、若者の禁煙が促進されるかもしれない。これは「モデリング」と呼ばれる。

この原理は、スタンフォード大学のアルバート・バンデューラという著名な心理学者によって発見された。バンデューラの研究は「ボボ人形実験」と呼ばれており、二〇世紀の心理学を代表する研究の一つだ。「ボボ人形」とはプラスティック製の道化人形の名前なのだが、おとながボボ人形を攻撃しているところを見せられた幼稚園児は、おとなが部屋からいなくなった後で、ボボ人形をののしり乱暴に扱い、繰り返し攻撃を加えたのである。

その衝撃的な映像も残っており、この実験からバンデューラの社会学習理論、つまりモデリングの原理が展開された。ちなみにアルバート・バンデューラは、先に紹介した「二〇世紀のもっとも著名な一〇〇人の心理学者」の四位に位置づけられている人物である。

モデリングを利用する

自分の習慣を望ましい方向に変えたいときに、人間が強力にもっているモデリングを利用できる。模範になる人を見つけて、その人がどうしたかをよく知り、その真似をすればよい。あるいは、仲間で一緒に禁煙をはじめるのもいい。めげそうになっている自分とは違い、がんばって続けている仲間を見て、禁煙を継続する効果を期待できる。

仲間を見て真似をしたり、また、仲間から真似をされることは、人間にとって自然である。そして仲間の関係のなかでは、お互いに褒め合うことによって強化を受けることも十分に生じる。したがって新しい習慣を身につけたいときには、人知れずがんばるのではなく、家族や仲間の力を借りることが大切なのだ。

会社というシステムも、そのような相互関係の宝庫だ。同じ部署でみんながかんばって働く姿を見て、自分もがんばろうと思うし、よい循環がはじまって、その部署の業績が見違えるように変わっていったという経験はないだろうか。

たまに優秀なリーダーがいて、たとえばある課の達成率が非常に高くなったことがあるのに、同じリーダーでも急に課の雰囲気が悪くなったり、仕事の達成率が落ちたりすることがある。実は、その課の発展を支えていたのは、リーダーの力だけではなく、そこに所属する仲間であり、よい循環のある人間関係の力だったからだ。

人間関係は模範の宝庫であり、かつ、さまざまな強化の源でもある。ここでは、禁煙などを例にして、新しい習慣を身につけるための心理学からの知識を紹介してきたが、習慣は個別に自分一人の力で変えなくてはいけないものではない。大変だと思えることも、仲間とともに試したり、家族のサポートがあればできる。それどころか、習慣を変えること自体を楽しむことができるのだ。

第一章で紹介した、竹中教授らによる運動習慣形成のためのプログラムは、基本的にここで紹介してきた原理を活用したものだ。第一章では、自分の日常生活での歩数を把握し、自分ができる目標を立てるところまでを紹介した。するべきことがわかったら人間は行動を変えることができるかもしれない。しかし、それだけでは長続きしない。長続きするために必要なのが、変えた行動を維持する方法なのである。

プログラムでは、参加者はグループに分かれて研修をし、成果を報告し合うことによって行動の変化を維持する方法が採られた。これはモデリングの原理を使ったものだ。そして、参加者それぞれが運動のメリットを十分に理解するように説明が行われ、日常的に行いやすい場面で運動することで、行動への負荷を少なくした。実際に運動しはじめ、グループ内で参加者仲間の賞賛が得られれば、自分はできるという自信も強くなる。その運動習慣ができた人を見たほかの参加者も「自分にもできる」と運動習慣が強化される、というようにつながっていく。

こうした方法の成果として、プログラム終了後に歩数が増加した、つまり、習慣を作ることができたのだ。そして第一章に紹介したように、プログラム参加者は、体重や中性脂肪値、ＨＤＬコレステロール値、動脈硬化指数などさまざまな健康指標の改善が得られた。

それは魔法ではなく、原理とその用い方を知れば実現できることなのである。

健康行動はさまざまだ。手を洗ったり、歯磨きをしたり、健康診断を受けたりといった行動においても、ここで述べてきた強化、動機づけ、刺激コントロール、モデリングという枠組みを生かすことができる。

そして行動を変えるためには、考えを整理し、その重要性をしっかりと理解することだ。その考えに基づいて、行動のつながりを意識し、小さな変化から試みることだ。そして最後に述べたように、可能であれば仲間を作ったり、家族からのサポートを得たりすることが重要なのである。あなたは、あなたの習慣を自分の望むように変えることができる。そのために、習慣の心理学は役に立つツールなのだ。

第四章　食の健康心理学

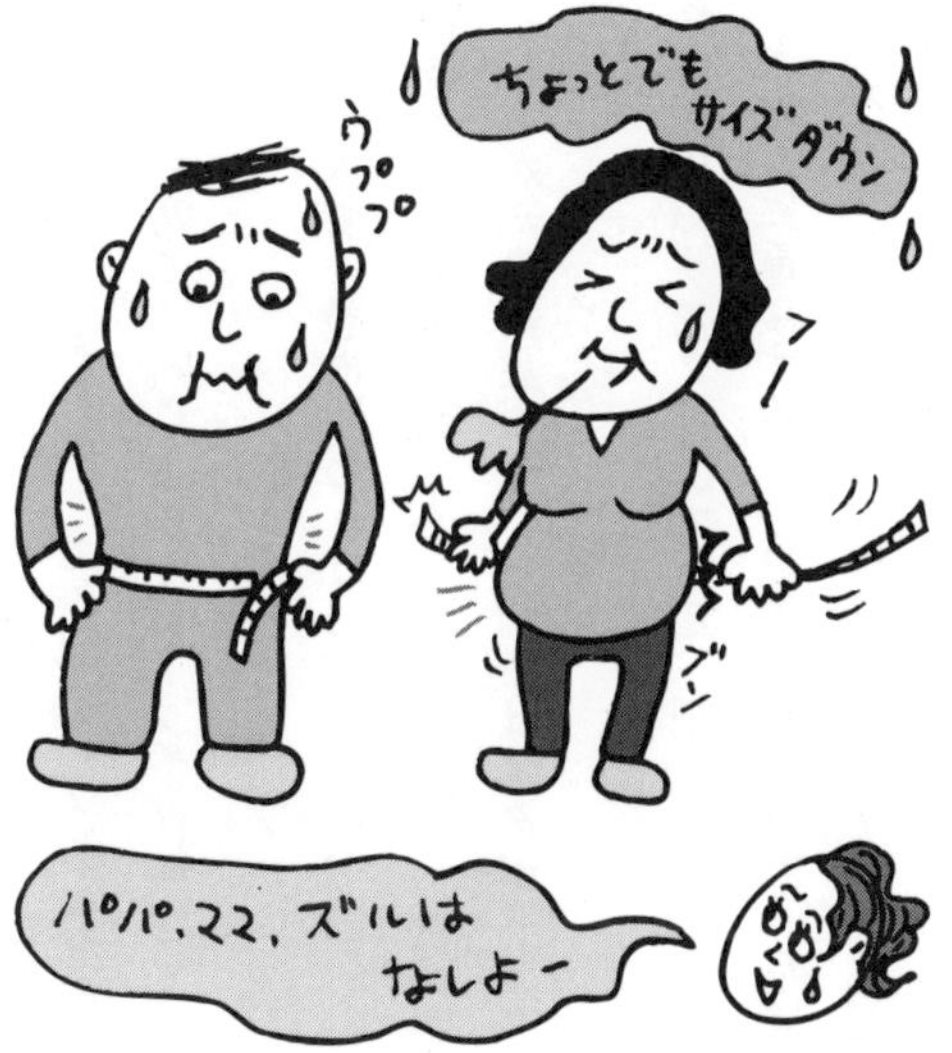

メタボリックシンドロームにあわてない

先日、親しい友人二人が互いの腹を指して、「二人ともメタボリックシンドロームだな」と笑い合っていた。最近、職場で、ゴルフ場で、酒席で、同じようなシーンを目撃している人は多いのではないだろうか。

「メタボリックシンドローム」という言葉が、日本で一般に使われはじめたのは、二〇〇五年の日本内科学会総会で、日本人向けの診断基準が提案されてからである。マスコミがいっせいに取り上げはじめ、またたくまにだれもが知る言葉となった。ではメタボリックシンドロームとは何か。

メタボリックシンドロームとは、それぞれが疾病のリスク要因である、肥満、高血圧、脂質異常（高脂血症）、高血糖という状態が一人の人に重複すると心筋梗塞や脳梗塞の危険性が高まるという問題を整理したものだ。考え方としては、以前には「シンドロームX（エックス）」などと呼ばれていたものに近く、専門家にとっては目新しいものではない。

日本の診断基準では、内臓脂肪型肥満に高血圧、脂質異常、高血糖のいずれか二つ以上があるときに、メタボリックシンドロームとする。内臓脂肪型肥満かどうかは腹囲で判断する。

しかし、現在の基準では、日本の四〇歳以上の男性の約半数がメタボリックシンドロームと判断されてしまう。シンドロームとは症候群という意味だが、現在の基準でメタボリックシンドロームと判定された人たちに対して、すでに病気であるかのような表現をしてよいのかは疑問である。また、諸外国の基準と比較して、腹囲を過大視しているという意見もある。人種や生活習慣が異なっているのだから基準が異なるのは当たり前ではあるにしても、疾病の予防のために効率的な方向に検討されていく必要があると考えられる。

したがって、あなた（あるいはあなたの大切な人）が現在の基準でメタボリックシンドロームだとしても、あわてなければいけないほど深刻な問題ではないともいえる。

メタボリックシンドロームと判定されたということは、従来の個々の病気の診断基準からはまだ病気ではないけれども、いくつかのリスク要因が重複しているので、潜在的な危険性が高いと認められる、ということなのだ。あなたがメタボリックシンドロームならば、病気の予防をより積極的に行う必要がある集団に、あなたは入っているということである。

予防の中心は、食行動を主とした生活習慣の改善である。この場合には単に肥満を問題にしているのではないので、エネルギーの過剰摂取だけが問題になるわけではない。体重を減少させる目的で、摂取エネルギーを減らすだけの単純なダイエット（減量）ではなく、体重が変わらなくても内臓脂肪が減少し、結果として腹囲が小さくなることが目標だ。

また高血圧対策の食事をする必要があるので、減塩も重視される。そこで、ご飯を主食とした和食や、味付けを薄くした料理がすすめられる。また、生活習慣を整える意味からも、三度の食事を規則正しくとるのも重要である。

たとえば、食事のときに好きなものばかりが並んでいると、おなかがいっぱいでも食べ続けてしまうことがある。食物刺激に行動が支配されるのだ。この傾向を弱める必要もある。そのためには自分の食行動をよく理解して、望ましい方向を決め、自分で決断して選択できるよう食行動を整えなければならない。

自分の食行動をまったく変えないで、健康にいいからと茶カテキンやポリフェノールが含まれているペットボトル飲料を飲んでいるだけでは、抜本的な病気の予防にならないのは明らかだ。この章では、食べるという行動のさまざまな仕組みを見て、健康を維持増進する食習慣を獲得する方法を考える。

「食べる」ことの意味

「食べる」行動は、人間を含めた動物にとって基本となる行動だ。個体の生存のために必要だからである。食べられないことは、生き続けられないことを意味するから、動物は食べるために労力を惜しまない。

食べることの基本的な役割はエネルギーの補給である。わたしたちはベッドに横になって安静にしている状態でも、心臓は動き呼吸もし、エネルギーを消費している。そして、ふつうは動き回ったり仕事をしていたりするので、さらにエネルギーが消費される。エネルギーが不足すると生存にかかわるから、できるだけエネルギーとして活用しやすいものを食べるほうが効率がよい。

人間も動物も、生態系のなかで食物を確保してきた。生態系のなかでは、主に植物を食べものとしている草食動物がおり、ほかの動物を食べものとする肉食動物もいる。エネルギー源としては、草食よりも肉食のほうが効率がよいと考えられるが、肉食のみでは食物を手に入れるのは難しい。そこで、それほど食べものに恵まれていない肉食動物は、繊維が多いものはさすがに無理だが、消化のよい果実なども食べる場合が多い。人間は、草食も肉食もするので、雑食性と呼ばれている。

動物は、生態系のなかで自分のために食物を確保しなければならない。それぞれの動物にとっての食物は、ほかの動物が食べないものであったり、競争に勝つことで優先的に食べることができるものであったり、十分にあって分かち合えるものであることが必要だ。

しかし現在の人類は、食物の獲得において、生態系の限界を超えた存在だ。人類が食物を手に入れる活動は、大量の食物を得て分配する方向に発展している。農業、畜産業、漁業、食品産業などによってわたしたちは、六六億の人口を支えている。

食べることはエネルギーを得ると同時に、生命活動に必要な物質を体内に取り込むことでもある。エネルギーの主要な供給源としては食物に含まれる糖質があるが、たんぱく質や脂肪は細胞を作るのに不可欠であり、細胞での化学反応にはビタミン、ミネラルが必要だ。そしてまた食べることから生命維持に欠かせない水を取り入れることもできる。食物を消化・吸収して体内で代謝して営む生命活動は栄養と呼ばれ、この栄養にかかわる領域は栄養学と呼ばれている。

食べるという行動には、食物を生産する各産業、分野がかかわり、また栄養学や調理、食品流通など食物にかかわる領域と密接に関連している。しかしこれらの領域では、行動としての食べることを直接的に研究しているわけではない。

食の心理学

誤解を恐れずにいえば、心理学の立場からは、食べるという行動にはそれほど興味深いところがない。人間は、目の前においしそうな食べものがあれば食行動を開始させ、行動の結果として満腹になれば、食行動を終える。

食行動における強化は、食べた結果としての満腹感であり、空腹の状態によってどのくらいの量を食べるか、どのくらい熱心に食べるかが違うので、動機づけもはっきりしている。よりおいしいと感じる食べものやおいしそうに見える食べものは食行動をより誘発する。

研究者という人種は、謎の多いものに惹《ひ》かれていく性質があるので、「おなかが空いたら食べる」といった単純そうな行動にはあまり興味をもたず、注目もしない。

どのくらいおなかが空けば、食べものを得るのにどれだけ努力するかの古典的な研究はある。しかし結果は予想どおりである。人間は、おなかが空けば空くほど努力する（もちろん、衰弱するほどにおなかが空いては食べることすらできないが）。また、同じ労力をかけるのであれば、食べものとしてはよりエネルギーになるものを選ぶ。これも予想どおりで、いずれもわかりやすい結果である。

つまり、食行動は、錯覚、感情、人間関係や性格ほどには、心理学者の注目を浴びてこなかった。しかし、それほど予想どおりのわかりやすい行動のシステムなら、現代社会で肥満が増えているのは不思議な現象だ。

一人ひとりが空腹の状態に応じて、そのときに必要なエネルギーを摂取する食行動を行い、必要なエネルギーを摂取したときに満腹になり、そこで食べるのをやめるのなら、だれも太る人はいないと考えられるからだ。

そもそも肥満の人の食行動は、ふつうの人とどこが違うのだろう。自分が消費している以上のエネルギーを摂取している、つまり食べすぎていることは、肥満という結果を見ればわかる。では食べすぎる行動は、どんな仕組みで起きているのだろう。

肥満は脳で決められる?――セットポイント理論

脳のなかには、食欲をコントロールするセットポイントがあると考えるのは、比較的広く知られた古典的な理論である。このセットポイント理論では次のような仕組みがあると考える。食べものを食べはじめてしばらくすると、血糖値が上昇する。血液は脳にも送られているので、脳内で血糖値はモニターされ、ある一定の濃度、つまりセットポイントに達すると、「もう食べ続けなくてもよい」というスイッチが入る。そのためにわたしたちは食べ終わり、そのスイッチの入っている状態は満腹感として感じられる。

セットポイント理論によると、セットポイントはだれにもあるが、値は人によって異なり、その値は少なくとも部分的には遺伝的に決められている。そこで肥満の人が多い家系ができると考えられる。肥満の家系にある人のセットポイントは、ふつうより血糖値が高いところにあるので、常に食べすぎの状態になり、消費エネルギーよりも多くエネルギーをとってしまうのだ。

セットポイントとは脳内モニターの感受性で、遺伝やかなり幼いときに決まると想定されている。そうでないと、同じ人が一生を通して比較的安定した体型でいるのを説明できない。

実は、いろいろな事実から考えると、脳は血液中の脂質もモニターしていると考えられている。そして、短期的なエネルギーのスイッチは血糖値をモニターし、体型のような長期的なことに影響を与えるスイッチは、脂質をモニターしていると考えられている。

いずれにしても、セットポイント理論に基づけば、同じような環境にいるのに、ある人は太っていて、やせようと思ってもやせることができず、別の人は努力しているわけではないのにやせていたりする、その個人差をうまく説明することができる。

セットポイント理論の問題点

セットポイントが実際にあるとしたら、そして、それが肥満をもたらしているとしたら、すべては脳のなかで決定されているのだから、肥満の人は、決定された自分の体型に従うほかはない。

しかし現実には、先進諸国では肥満の人の割合が年々増えている。日本でも成人男性の肥満は二〇年前、一〇年前と比べて増えている。ということは、セットポイント理論に反して自分の設定値を超えて食べている人がいる（つまりセットポイントがきちんと機能していない）か、遺伝的には太った体型に「設定」されていない人も太ってしまった（そうだとすれば肥満は遺伝的にはセットポイントで決定されないことになる）か、である。肥満の増加はこのいずれかからしか考えられない。

セットポイントが完璧に働いていれば起きるはずのない現象が、現実には起きているのだ。もしもセットポイントを超えて太るのであれば、そもそもセットポイントがあったかどうかも疑問になる。

すると、セットポイントで決められているのだから自分は肥満になるのだと、肥満の親を見てあきらめることもないといえる。全体の肥満の割合が増えているということは、自分の親よりも太っている人が増えているわけだから、逆に自分自身が親よりもやせることができても不思議はないのである。

では、先進諸国で肥満の割合が増えているのはなぜだろう。実は理由は簡単で、すぐ手の届く目の前に、食べるのによさそうなおいしそうなものがあるからだ。

第三章でタバコの銘柄の名前やパッケージによる刺激の支配力について考えた。同じことがもっと自然な形で生じているのが、見た目もおいしそうな、かぐわしい香りの料理の数々と、その刺激による食行動への支配力である。

エネルギーとして利用しやすい甘味には、生まれついての嗜好があると考えられている。そして、世界のおいしいといわれている料理を見れば人間にはおいしさについて共通の素質があると思える。甘味以外にも、ほどよい塩味や酸味、また旨味《うまみ》はだれもが好むものではないか。

もちろん世界のごちそうには、もう少し甘くないほうがいいなと思う料理もあるし、特有の風味が強すぎると感じられる料理もある。耐えがたいほど辛い料理が好まれる文化もある。それは、タバコの場合と同じように、部分的には経験によって習得されているからだ。

いずれにしても、食べものは刺激として非常に強い支配力をもっており、食行動をコントロールしている。食べものが目の前にあるときには、わたしたちは基本的に食べる行動へと強く促されてしまう性質をもっているのだ。

どんどん食べたくなる刺激

食物刺激には支配力があるが、条件によってその力の大きさが違う。条件の第一は空腹状態だ。とても空腹なときは、ふだんよりもさらに食物刺激の支配を受けやすい。これは刺激の支配力を支えている動機づけの力が強いからだ。

この仕組みは、通常は非常に有益に働いている。食事の直後には満腹なので、食物刺激による行動への影響は少ないが、時間が経つにつれてしだいに空腹になり、影響を受けるようになる。そして、かなり空腹になれば食べる行動となる。

ただ、だれでも経験したことがあるように、ふだんよりおなかが空いているときには、ちょうどそのおなかが空いている分だけ、ふだんより余計に食べるのではなく、それ以上に食べてしまう。その結果、食べすぎになるわけだが、それは食物刺激によって行動が過剰にコントロールされているからだ。

支配力を決める条件の第二は、食べるにふさわしい色や形、および味や香りである。世のなかには、見た目はグロテスクだが食べてみるととてもおいしいものもあるが、多くの人が食べたくなるのは、見た目の形や彩りからしておいしそうなものだ。

新聞の折り込みチラシを見て、驚いたことがある。スーパーのチラシの全面が真っ赤だったのだ。ごちそうとして広告されているステーキやすき焼きの肉、かにやえびの赤は、食べたくなる色とされている。たしかに、緑色のステーキやかにを想像しても、おいしそうとは感じない。

いずれにしても、見た目もおいしそうな食べものは、刺激としての支配力も強い。したがって、見た目もよくこうばしい香りの食べものを食べるときには、それほど空腹でなくても、食べすぎが起こりえる。

支配力を決める条件の第三は、経験である。おいしかったと記憶されている食べもの、つまり、過去に強化を受けた経験のある刺激のほうが、より刺激としての支配力をもつ。もちろん繰り返し経験をしている食物刺激の支配力は強力である。

たとえば、にんにくを炒《いた》めた香りをかいで、強烈すぎると感じる人もいる一方、こうばしいと感じる人もいる。糸を引く納豆は、見た目もにおいも苦手な人がいるが、おいしそうに思える人もいるだろう。

経験の差は、文化の影響を受けやすい。ドリアンのようなかなり変わった匂いの果物でも、住んでいる地域ではありふれたものであれば、喜んで食べる人を見る機会も多いし、すすめられることも多く、自分で食べておいしいと感じる経験も多くなる。

もともと高エネルギーの食物は刺激としての支配力が強いと考えられるが、もしも小さいときから、見た目もきれいなエネルギーの高い食物に慣れ親しめば、その食物を目の前にすれば食行動は起こりやすくなる。そうした状態がいま、先進諸国で起きているのだと考えられる。食物がいつでも簡単に手に入ると、目に触れる機会が増す。そして、支配力の強い食物が身近にあれば、結果として肥満の人の割合が増えるわけである。

ダイエットで太ることがある理由

食物刺激の支配力を受けやすいか否かは、経験による個人差だけでなく、ほかの要因による個人差もある。この個人差は、外からの刺激への感受性という意味で、「外発反応性」と呼ばれる。

たとえば、ダイエット中で食べる量を減らしていて、食べたいのをがまんしている人は、外発反応性が高い状態にある。常に食行動を抑制しようとするために、飢餓《きが》状態の慢性化が生じている場合があるからだ。このような状態にある人は、実際には身体的空腹を感じていないときでも、外的な刺激によって行動が支配されやすいことが、実験でも確認されている。

食行動を抑制していない人と抑制している人に実験室に来てもらい、自由に食べる場を設定し、食べた量を比較した研究がある。データは空腹時と満腹時にとっている。すると、食行動を抑制していない人は満腹時には食べる量が減るのだが、抑制している人は空腹か満腹かにかかわらず、一定量を食べていた。

ちなみに、こうした研究では、いまからあなたの食べる量を測定しますと伝えると、参加した人は意識してしまう。そこで、味の評価をするためと説明して自由に食べてもらう場面を設定し、食べた量を測定する。これでは参加者をだましていることになるので、実験後に説明し、手続きについても了解をもらう。こうして得たデータを分析する手順をとっている。

さて、実験の結果から、食生活を抑制している人は、自分の身体条件として空腹であるかどうかにかかわらず、目の前の食物刺激によって摂食行動が誘発され、空腹時と同じように食べてしまうことがわかる。

同様の実験で、肥満と標準体型の人とを比較した場合には、肥満の人は空腹でないはずでも目の前に食物があると、食べてしまう場合があった。ただし肥満の人が全員そういう傾向にあるわけではない。肥満の人のなかには、肥満を意識して、常に食べないようにと心がけている人が多いために、逆に外的な食物刺激に支配される傾向が強くなるのだと考えられる。

外発反応性が高い場合には、目の前に食物が少しだけあるときよりも、たくさんあるときのほうが、また、まずいものよりもおいしいもののほうが、より外的な刺激としての支配力が強く、多くの量を食べることになる。

外発反応性は、食べることを抑制すると高まる。食べすぎたくないからと、食べないように努力すると、かえって食べなくてもよいときにも食べすぎるという皮肉な結果を招くことになるのだ。

失敗しない中高年ダイエット

では、外発反応性を高めないようにするにはどうすればよいか。もっとも単純で効果的なのは、食べることを抑制しない、つまりがまんしないことである。

それではダイエットになるはずがないと思う人もいるだろう。しかし本当にそうだろうか。

健康的なダイエットは、必要な栄養素をきちんととりながら、それまでよりも摂取エネルギーを少なくすることだ。そのとき、がまんは不可欠ではない。

たとえば、あなたが香菜が苦手だとして、あらゆる料理に香菜を使う国で何ヶ月か生活することになったら食が進むだろうか。香菜はシャンツァイ、パクチー、コリアンダーと中国語、タイ語、英語の呼び方があることにも明らかなように、アジアを中心に広く親しまれている食材だが、その独特の香りや味が苦手な人もいる。あなたがそうなら、何を食べても香菜の香りがしたら辟易《へきえき》するだろう。食べたいのに無理やりがまんしているわけではない。食べたくないのだ。その結果、食事から得るエネルギー量は減少する。ふつうに生活しているだけで、やせるに違いない。

あるいは出張先で、こちらが接待しなければならない取引先の社長と一緒に入った店が、メニューに値段が書かれていない店で、しかもカードが使えない高級店だったとき、食欲がわくだろうか。取引先には「さあ、なんでもどうぞ」と言いながらも、自分の注文はついつい控えめになるに違いない。この場合も、もちろん、食べたいのにがまんしているのではない。注文していない料理はがまんしなくても、食べられない。

こうしたケースの設定には少々無理があるかもしれないが、あなた自身の経験のなかにも、がまんしたわけではないが、結果的には食べることが抑えられた体験は、一度や二度はあるのではないか。

逆に、食べることを意識して抑制しなければならない、がまんしなければならないのは、どんなときかといえば、目の前に食べものがあるときだ。目の前に食物刺激があれば摂食行動が誘発されるというのは、先にも見たとおりである。

がまんしないで食べる量を減らすには、食べたいと思えるものを、食べすぎになるほどたくさん、目の前に置かないことだ。

居酒屋では、席につくなり好きな料理を何種類も頼み、テーブルいっぱいに広げるのではなく、食べてもよい量の分だけを数品注文する。家族で食べる夕食も、大皿の一緒盛りにせず、個人用の器に自分の食べる分だけを盛りきるのがよい。

あるいは、「いつものあれ」だけを選ばないこともよい。なにげなく入る店の、いつも注文する料理は、自分の好きな食べたい料理ばかりだ。そうではなく、目の前にあまり食べたことのない料理があれば、外国旅行ほどではなくても、それほど食欲がわいてこないかもしれない。

目の前のものをきれいに食べなければもったいないと考える文化がある。そして、お客さんには食べきれないほどのものを出すのが礼儀だと考える文化もある。それをどちらもクリアしようとすれば、おおごとだ。

日本には、そうではない食の文化がある。美しい器に、少量のおいしいものを美しく盛りつけ、時間をかけてゆったりと少しずつ食べるという文化がある。そのメリットを生かさなければそれこそもったいない。

そうやってゆっくりと食事を楽しむという人生を選択した結果として、一日の摂取エネルギーが三〇〇キロカロリー程度少なくなり、その結果として、月に一キログラム程度、徐々に体重が減少するのが理想的だ。

体によくても嫌いなものは……

食べものの好き嫌いは子どものときには問題とされるが、おとなでも好き嫌いのある人は少なくない。納豆は体によいとわかっているけれども苦手という人がいる。鶏肉はどうも苦手という人もいる。

好き嫌いは、どのようにできるのだろう。好き嫌いのある方には、それがいつはじまったのかを考えてみてほしい。子どものころだろうか。

実は、子どもの好き嫌いは親にとって頭の痛い問題である。以前にわれわれが行った調査では、幼稚園児では好き嫌いがひどい割合は三〇パーセントほどにもなった。幼稚園児の親の三人に一人が好き嫌いに頭を悩ませているわけだ。

好き嫌いは小学生になると改善されてくるが、それでも子どもたちが嫌う食品はある。ピーマン、にんじん、たまねぎ、納豆、セロリ、魚、レバーなどだ。強い臭いや特有の味をもつものが多い。多くの好き嫌いは単純に味が悪いと感じることによる。

一方、経験によって嫌いな食べものができる、あるいは、嫌いであり続ける場合がある。その一つは、食べた後に身体の調子が悪くなったという経験によるもので、学習性食物嫌悪と呼ばれる。実験では、ネズミにも学習性食物嫌悪が生じることがわかった。特定の風味の水を飲ませた後に気分が悪くなる薬品などを与えると、その風味の水を飲まなくなる。

生の牡蠣《かき》が食べられないという人のなかには、一度食べて吐いたり下痢をしたりしたことがあるので、二度と食べないという人が少なくない。この場合は、原因が牡蠣にあっても、また、たまたま体調が悪くてそうなっても、生の牡蠣が嫌いになるのである。

人間であれば、何かを食べて数時間後に具合が悪くなった場合、その間にテレビを見たり友達とおしゃべりをしたとしても、具合が悪くなったことは食べものと結びつく。その経験は、次にその食べものを食べないようにさせるが、テレビや友達は嫌いにはならない。

最近の研究から、親や教師などのおとなから無理やり食べさせられた経験は、生涯にわたって嫌いな食べものを作り出すことがわかってきた。もともと食べたくないところからはじまるわけだから、本人にとっておいしくない食べものがさらに嫌いになるのである。

先に見たように、幼少時にはおいしくないと感じる食べものが多い。すると親や教師が、脅しや罪悪感などを使って無理やり食べさせようとする場合がある。この経験はよくあるようで、ある調査では七〇パーセントもの人が無理に食べさせられた経験があると回答している。そして、子どもはその場では最終的には最低一口は食べさせられるが、その食べものは、成人になっても拒否され続けるのである。社会関係によって、ちょっとした好き嫌いが固定されてしまうのだ。

しかし、好き嫌いがあるままだと、食べるものが限られる。嫌いなもののなかに体によいものがあれば、できれば克服したい。さらに、たまにいるが、嫌いな食べものが野菜のほとんどだったりすれば健康のためには大きな問題だ。

好き嫌いを克服して生活習慣病を防ぐには

好き嫌いがどうしてできるかを考えれば、克服するにはどうすればよいかがわかってくる。

好き嫌いの原因の一つは味だ。ピーマン、ねぎ、にんじん、セロリ、なす、トマトなどの野菜は、独特の香りと味がある。別に食べないと健康に問題があるわけではないが、パセリや香菜などの香草類もそうだ。嫌いな人にとっては、こんな風味の悪いものをどうやったら食べられるようになるのかと思うだろう。

実は、いちばんよいのは、克服しようとしないことだ。食べなければ健康にならないと考える必要はない。無理をしないで、嫌いなものに含まれている栄養素をほかの食べもので得ればよい。好き嫌いは悪いことではないのだ。

いま、健康のための食事の指針は日本版「食事バランスガイド」で表されている。一日の食事の、望ましい食品の組み合わせやおよその量をコマの形で展開したイラストは、すでに定着してきていると思う。コマをしっかり回すための土台となる穀物をしっかり、その次の層の野菜といも・きのこをバランスよく、その次の大豆製品と肉・魚・卵を少しずつ、そして、乳製品、果物とつづき、脂肪・砂糖をなるべく少なくとるという目安にうまく当てはまれば健康的な食事といえる。だから、たとえばにんじんが嫌いならかぼちゃに、鶏肉が嫌いなら、豚肉の赤身や魚に置き換えればよい。

しかし、もしも野菜のほとんどが嫌いなら、少々考える必要がある。ただこれも、好きな素材であっても味付けや香辛料で食べられない場合があるのを考えれば、逆に、味付けしだいで、おいしく感じることもあるはずだ。もともと味が悪いことが嫌いになった原因なのだから、味をよくする工夫で食べられるだろう。

では、前に食べたときに身体の調子が悪くなったとか、小さいころに無理やり食べさせられて嫌いになったという場合はどうすればよいだろう。

いちばんよいのは、先ほどと同じで恐縮だが、無理して食べないことだ。学習性食物嫌悪の対象は限定されており、似たようなものは大丈夫だが、それだけが食べたくないことが多い。加熱したトマトはダメだが生ならよいとか、サバの味噌煮はダメだがイワシの梅煮はよいといったケースだ。それなら、似たようなもの、含まれる栄養素の同じようなもので代わりにすればよいのである。

しかしなかには、無理やり食べさせられたために、それに類するものがすべて嫌いになってしまったという人もいるかもしれない。そのときは、逆転の発想をしてほしい。

もしも、あなたにかなりの好き嫌いがあり、現在、少し体重を減らしたいと願っているのなら、嫌いで苦手な食べものがあることは、非常に有利だ。嫌いな食べものを食卓に載せれば、日本にいながら、ちょっと食べものに手が出ないという、先ほど述べた外国の状況に身をおくことができる。少々自虐的だが、試してみる価値はある。

赤ワインよりも大事なこと

食は、文化の中心に位置づけることができるものの一つだ。世界の国々には、どこの国にも独自の食文化があり、どこの国でも食べることは、人生の楽しみのかなり上位に位置するのではないか。

ところが、先進諸国においては、食の豊かさを実現したがゆえに、食べることを人生の楽しみとすることができないという皮肉な事態が生じている。楽しみのままに食べると肥満などの健康の問題につながってしまうという矛盾に直面するのだ。

フレンチ・パラドックスという言葉がある。フランス人は、バター、生クリーム、チーズやフォアグラなど動物性脂肪がたっぷりの食生活をしているにもかかわらず、同様に動物性脂肪を食文化に取り入れているほかの欧米諸国と比較すると、心筋梗塞による死亡率が低い。それをパラドックスと呼ぶものだ。

そして、心筋梗塞が少ないのはフランス人が赤ワインをよく飲むからではないかという説が登場した。赤ワインのポリフェノールが動脈硬化を予防し、心筋梗塞を防ぐといわれているのである。日本の赤ワインブームがはじまったのも、この説に支えられていた。

赤ワインに含まれるポリフェノールが動脈硬化を防ぐことには、生化学的な実験的根拠もあるらしい。もしかすると、フランス人のなかではよく赤ワインを飲む人のほうが、そうでない人よりも、心筋梗塞になりにくいのかもしれない。

しかし、日本人で赤ワインを飲む習慣のある人が飲まなかった人よりも心筋梗塞になりにくいというデータはない。そもそも、日本人はフランス人よりも心筋梗塞になりにくい。そして日本人はお茶をよく飲むが、お茶にもポリフェノールが含まれているので、赤ワインを飲まなくてもすでにポリフェノールの効果を得ているのかもしれない。

実はポリフェノールよりも、心筋梗塞予防に効果があると考えられる食行動のポイントがある。アメリカ、ペンシルヴァニア大学のポール・ロジン教授によれば、アメリカ人に比べるとフランス人は食べる量が少ないという。ファストフード店や中華料理店の同じメニューをアメリカとフランスとで比較すると、明らかにフランスで出されるもののほうが少量なのである。つまり、アメリカでは目の前に大量の食べものが出され、それを食べてしまっている。その結果、肥満が多く、肥満から引き起こされる動脈硬化や心筋梗塞が多いと考えられるのだ。

ちなみに、OECD（経済協力開発機構）加盟諸国のデータの比較によると、アメリカでは、BMIが三〇を超える肥満の成人の割合は三〇・六パーセントである。これに比べると、フランスは九・四パーセント、日本はわずか三・六パーセントである。少食であることがフレンチ・パラドックスを生み出したのかもしれないのである。

さらに、ロジン教授によれば、フランス人は食の楽しみを高く評価し、脂肪をとることを気にせず、しかも自分の食生活はかなり健康的だと考えているのに対して、アメリカ人は食の楽しみを低く評価し、脂肪をとらないように努力し、そのうえ、自分の食事を健康的でないと評価しているという。

このロジン教授の研究成果を知れば、フランス型食行動とアメリカ型食行動の、どちらがより健康的か、結論は明らかだ。最近、メガ食品と呼ばれる一〇〇〇キロカロリーを超すファストフードがブームだという。その食品を提供している会社は、食の重要さや食を提供する社会的責任を理解しているのか疑問だ。

アメリカに住む日本人の食行動からわかること

わたしたちは、アメリカに在住する日本人の食行動について、ロジン教授と共同研究をしている。日本で進行しつつある食文化のアメリカ化が、アメリカに在住している人たちでは、より顕著に示されるのではないかと考えているからだ。

その結果、わかったことの一つは、日本人でもアメリカに長く生活すればするほど、ご飯を主食とする考え方が薄れていくことだ。食事バランスガイドを思い出してほしい。コマが回るためには炭水化物をしっかりとることが重要なのだが、穀物摂取を支えている「主食」という考え方が薄れるのだ。

実は、食事バランスガイドはアメリカの食事ガイドピラミッドを参考に作られたものだ。日本版のコマの形よりも、アメリカ版のピラミッドのほうが土台が炭水化物であることを示してわかりやすいが、全体を支える土台をしっかりさせる食事が必要であることは共通している。その土台となる「主食」という枠組みが崩れているのだ。

アメリカではもともと主食という概念が薄い。そこでアメリカに長い間住んでいる日本人の方々の食事を見ると、わたしたちの感覚では、おかずだけを食べているように見える。「穀物はなくても、サラダがあるからそれでよい」という人もいる。「ポテトも少しは入っているし」というわけだ。

こうした現象は日本でも、若い世代で起こりつつあると考えられる。日本人の主食である米の消費量が減少しつつあるのだ。人間の行動は考え方に影響される。日本人の長寿を維持していくことをめざすとき、主食という考え方を維持することは、食育の大きな目標になる。

また、アメリカで長く暮らしている人ほど、食べものを「健康」のために重要なものと考えるようになっている。これは非常に不思議な感じがするが、つまり、食べものを健康という観点から考えていること自体が、アメリカ文化の影響だということなのだ。

現在の日本に住む日本人は、アメリカ人ほど食を健康のためだと思ってはいない。しかしロジン教授によれば、フランス人は日本人よりもさらに、食べものを健康のためとは考えていない。アメリカではありふれている脱脂食品がフランスには少ない。フランス人はアメリカ人のように、健康のために脂肪分の少ない、低エネルギーの食品を食べたいとは思わないのだ。

フランス人にとって食べものはなんのためのものか。当然、人生の楽しみのためのものだ。一方、われわれの調査からアメリカに長く暮らす日本人は、おいしいものは健康によくないと考える傾向にあることがわかった。これは、食べものが人生の楽しみと考えることの、ちょうど逆の考え方だ。

食べることから楽しみが消えれば、それは自動車にガソリンを入れる作業と同じになる。実際、現在では食べものと身体の関係を、ガソリンと自動車のたとえがぴったりだと考えている若者が少なくない。

しかし、健康情報に踊らされ、自分の食事は健康的ではないとくよくよ悩み、むやみやたらに脂肪（あるいは、炭水化物）を減らして、外発反応性を高めてしまい、空腹でもないのにたくさん食べる……これでは健康にならないことは明らかだ。これがアメリカ人の食行動といえる。食べものは健康のためと考えるアメリカ人が陥っている落とし穴である。

わたしたちはアメリカ人と同じ落とし穴には陥りたくはない。それよりも、量が少なく、栄養バランスのよい、おいしい食事を楽しく味わって食べることが大事なのだ。

もしあなたが、大量の食べものを目の前に並べなければ気が済まないというタイプなら、まずは考え方を転換し、その習慣を変えていくことが重要だ。ポリフェノール入りのワインやカテキン入りのお茶を飲むことは、その習慣を変える代わりにはならないのである。

食を通じて健康になりたいと思うのなら、選択すべきは、人生の楽しみのための食を大切にするという考えをもつことだ。逆説的だが、それが結果として、健康を実現する。食は健康のための道具ではなく、人生の大切な一部分なのである。

第五章　ストレスはたまらない

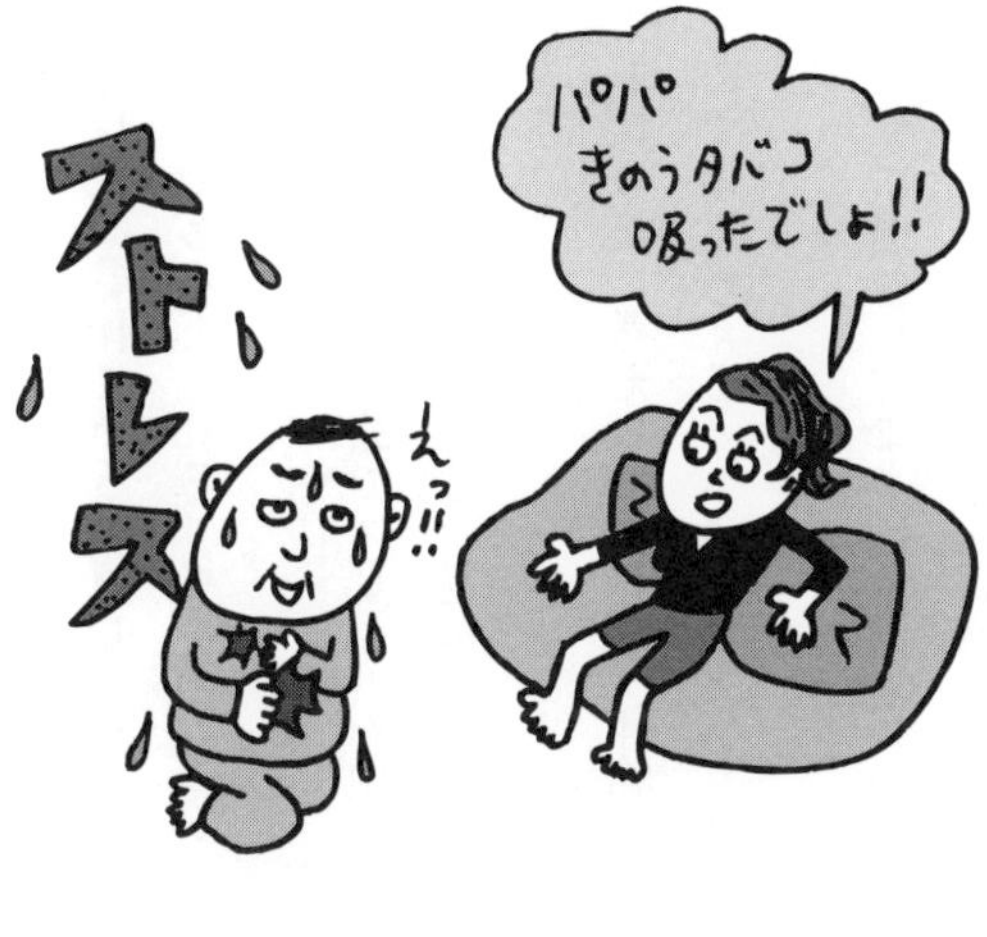
パパ
きのうタバコ
吸ったでしょ!!
えっ!!
ストレス

ストレス社会

ストレス社会だといわれる。わたしたちの社会はストレスに溢れていると信じられている。学校に行くのもストレスであり、仕事は当然ストレスであるとされる。多くの人たちが自分たちはストレスのなかで暮らしていると思っているのだ。

電車に乗るのもストレス、渋滞のなかでの運転も、あるいは高速道路でスピードを出して走行するのもストレス、交通量の多い街中を歩くこともストレスである。逆に、外に出かけられないでいるときには、それもストレスなのだろう。

学校のストレスとは何か。勉強や試験はもちろんストレスだと考えられている。仲間同士の人間関係も、もしかすると「いじめ」につながるのではと考えるとストレスといえるかもしれない。

職場は、上司にどなられ、時間にせきたてられ、ノルマに追われ、まさにストレスのかたまりである。そこで経験している激しいストレスの見返りとして、十分な報酬をもらわなければ続けていられないと考えられている。

そして、ストレスの度合いは以前よりも強くなっていると考える人たちもいる。「ストレス社会で闘うあなたに」というキャッチフレーズのチョコレートをコンビニで見かけたときには驚いたが、どうやらヒット商品になっているらしい。

インターネットの代表的な検索エンジンでストレスをキーワードに検索すると、三〇〇〇万件以上ヒットする。そこで親切にも、こんな詳しいキーワードはどうですかと、ストレス解消、ストレス度チェック、ストレス発散、ストレス診断などが表示されている。ちなみに、この検索エンジンでは検索結果と一緒に、そのキーワードで登録しているスポンサーが表示されるが、ストレスで登録しているスポンサーは漢方薬、健康食品、ビジネス研修、岩盤鉱石、化粧品、霊感占いなどである。

ストレスという言葉を耳にしない日はないほどだが、ストレスが現在のような意味で使われるようになったのは二〇世紀からだ。つまり、一九世紀以前の人たちは、少なくとも言葉のうえでは、「ストレス知らず」だったのである。それがこれほどまでに身近になったのは驚きであるが、広まったために、言葉の使い方や示す内容はかなり違ったものになっている。

ストレスの迷宮へようこそ

「ストレスがたまる」とは第一章で紹介したように、根拠なく使われている表現だが、「ストレスがたまる」と同様に、よく使われるものに「ストレスを発散する」がある。先日、バイクで暴走行為をした犯人が逮捕された事件が新聞に載っていた。その記事には、犯人は「ストレスを発散したかったのでやりました」と話したとあった。

暴走行為やそのほかの他人に迷惑をかける行動、危険な行為、あるいは暴力的な行動をしている人が、こんなことをするのは、たまったストレスの発散のためだと考えているとする。その人にとっては「ストレスの発散」としか表現できないのかもしれない。あるいは、こころとは主観的な経験を指し、それ以外のものではないと考えるならば、「ストレスはたまる」し、「たまったストレスを暴走行為で発散する」と表現して何が悪いのかという理屈になるかもしれない。

ならば、ほかの国の人たちとは違って、「ストレスがたまる」とか「ストレスを発散する」といった表現をする日本人だけは、ストレスをためてそれを発散する「こころ」をもっているということになる。しかし、ストレスについて、日本人だけ独自なのだとする主張は意味があるのだろうか。

もっとも、ストレスをめぐって混乱が起きているのは日本だけではない。そもそもストレスという専門用語に問題があり、専門家の間でさえ、「ストレスの迷宮」と呼ばれているのである。

日本人の独特の表現、ストレスがたまる、発散するといった言い回しが広まったのも、混乱状況の結果である。また、後に述べるように、それを後押ししている「専門家」もいるのが現状だ。

この複雑な迷宮を少しでも理解してもらうために、ストレスについての三種類の主要な領域における、この言葉の使われ方の違いを紹介しよう。

ストレスの生理学と心身医学

生理学としてのストレスを広めたのは、一九〇七年にウィーンで生まれ、カナダで活躍したハンス・セリエである。

セリエのストレス説で第一に強調されるのは、彼が一般適応症候群と呼ぶ、非常ベルに応じて出動する消防隊にたとえられる反応である。この生理的仕組みは、消防隊の出動のようにさまざまな緊急事態に応じて起こり、適応力を一時的に補強する。たとえば病原体の侵入に対して、本来は体の防衛のための必要な反応として起きる炎症も一時的に抑えられ、エネルギーの利用が増やされて適応を可能にする。

セリエのストレス反応は、脳下垂体から分泌される副腎皮質刺激ホルモン（ＡＣＴＨ）と、それを受けて副腎から副腎皮質ホルモンが分泌されるという連続反応であり、これを起こす刺激はストレッサ（あるいはストレス刺激）と呼ばれる。セリエのストレス説の特徴は体全体にかかわる緊急システムだということである。

一方、わたしたちは、緊張すると心臓がドキドキしたり手に汗をかいたりする。これは緊急用のシステムではなく、日常生活を支えている自律神経システムの働きだ。自律神経は、緊張反応をつかさどる交感神経とその逆に緊張を緩和する副交感神経からなり、その場の必要性に応じて、覚醒《かくせい》したりリラックスしたりする身体の働きをコントロールしている。

わたしたちは、ふだんの日常生活では自律神経の働きの範囲のなかで対応しているが、特別な場合には副腎皮質ホルモンを中心にした緊急の対応も必要になると考えるとよいだろう。

ストレッサは、セリエが発見した副腎皮質ホルモンの分泌を引き起こすだけでなく、交感神経の活動を亢進《こうしん》させ、生理的な覚醒をも引き起こす。慢性的なストレスによってもたらされるストレス病と呼ばれる症状には、この交感神経の持続的な亢進による影響も含めて考えられている。

現在、ストレス病と呼ばれているものは多い。気管支ぜんそく、過敏性腸症候群、不整脈、糖尿病、片頭痛、アトピー性皮膚炎、アレルギー性鼻炎、眼精疲労、月経困難症、夜尿症など多様である。

このストレス病に関連して、精神分析の影響を受け、心理的な要因が身体的症状をもたらすとの主張から出発した心身医学と呼ばれる領域がある。心身医学では、ストレスという言葉はセリエの生理的現象とは異なる意味で使われているように思われる。

つまり、セリエのストレス説はあくまで生理的な現象を指しており、さまざまな緊急の出来事に対する反応を、生理学的な仕組みから具体的に説明できることを示そうとしたものだ。

一方、心身医学は、心理的な働きは生理的な原理からは説明できないと考える心身二元論に近い立場に思われる。身体的な原理を認めはするが、それとは独立した心理的な原理を前提としている。これは、もともと臨床的な経験や観察に基づいたものであったのだろう。この心身医学の主要な対象とされたのがストレス病なのである。

先にストレス病として挙げた病気のなかには、ストレスが主要な原因ではなく、単にストレスによって悪化する可能性があるだけのものも含まれている。こうした病気はストレス関連病とも呼ばれるが、主要な原因がほかにあるのなら、その病気の対策としてもっとも大切なのは、その原因に対応することのはずだ。

ストレスの心理学

セリエの研究ではストレッサとは、化学的刺激や物理的刺激であったが、心理学では、当然ながら心理的ストレッサの重要性を主張している。そして心理学におけるストレス研究とは、ほとんどすべてが心理的ストレッサの研究である。

セリエ以来、ストレスとは、ストレッサとストレス反応の組み合わせであり、ストレッサは副腎皮質ホルモンの分泌をもたらすものと定義されてきた。ところが、ストレッサが引き起こす変化がストレス反応であると定義すると、先にも述べたように、そこには交感神経系の亢進なども含まれる。そうであれば、交感神経の亢進をもたらす刺激はストレッサと呼んでよいことになる。

よく考えてみれば、好きな相手のことを思い起こすというような、副腎皮質ホルモンの分泌はもたらさないが交感神経の亢進をもたらす刺激もあるはずだ。だから交感神経の亢進をもたらす刺激もストレッサと呼ぶとすると、ストレッサの種類は増えるし、その増えたストレッサが引き起こすものはすべてストレス反応となる。

ストレスの考え方は、一種の循環論で、刺激と反応が相互に定義されている。そこが弱点でもあって、これもストレッサ、あれもストレス反応と、ストレッサもストレス反応もどんどん肥大化してしまう。ストレス病も肥大化した結果と考えられる。

心理学のストレス研究のなかで、心理的ストレッサと心理的ストレス反応は、もとの内分泌反応とはほとんど無関係なほど、限りなく肥大化してきたのである。

試験のための勉強がストレッサなら、それを嫌だと感じるのはストレス反応となる。ストレス反応とは嫌だと感じることだとすれば、「嫌」をもたらすすべてがストレッサになる。すれ違った人がタバコを吸っていた、せっかく洗濯したのに汚れが落ちていないなど、「嫌」をもたらすストレッサはどんどん拡大していく。

もちろん、親しい人との別れなど、副腎皮質ホルモンの反応につながると考えられる典型的な心理的ストレッサもある。しかし、ストレスの心理学において取り上げられているストレッサの大部分は典型的なものとはいえない。

別の言い方をすれば、副腎皮質の内分泌反応は、ストレスの心理学にとっては本質的なものではないとされているのだ。そして、セリエによって発見された、適応のための仕組みであるとするストレス仮説も、心身医学の立場からはあまり重要だとは考えられていない。

この心理的ストレス研究の代表的な人物がリチャード・ラザルスである。彼は心理的ストレスとは、心理的ストレッサによって心理的ストレス反応が引き起こされるという単なる受け身の関係だけではないとした。ストレスを、個人の安全を脅かすと評価されるような、個人と環境の間の動的な関係であると主張したのだ。

ラザルスの定義は、二つの特徴をもっている。第一は、評価という認知的要因が含まれていることであり、第二は、ストレスを個人と環境の動的な関係としてとらえていることである。ストレッサがストレス反応を引き起こすとき、ストレッサは重大な問題であると評価される必要がある。重大ではないなら、ストレス反応ももたらされない。ラザルスは、このストレッサとなる出来事への評価を一次評価と呼んでいる。

また、ラザルスは人間はストレスに対して働きかけることができる、つまりストレスは人間が自分から対処できるものだとする。ならば、その出来事に果たして対処できるのか、できるとしてもどの程度の労力で対処できるものかの評価が、次に重要になる。

ストレスに満ちた世界

心理的ストレッサを三種類に分類する考え方がある。台風、地震や戦争などの多数の人が経験する大きな災害、交通事故や倒産などのどちらかといえば個人的なものであるが重大な事件、そして日常的なささいなイライラなどの出来事である。

個人的な大事件としての心理的ストレッサの研究には、トーマス・H・ホームズとリチャード・H・レイによる研究がある。個人的な出来事である心理的ストレッサを、その出来事に対処して社会的に再適応するための労力の程度によって評価する、つまり出来事の重大さを測る試みである。

彼らは、それを社会的再適応尺度と呼んだが、再適応にもっとも労力のかかるものとして挙げられているのは配偶者の死である。以下、離婚、別居、服役、親族の死、自分のけがや病気、失業、退職としだいに再適応のための労力が低くなる順にリストを作成した。リストには、結婚や就職といったお祝いごとも含まれている。お祝いごとも環境の変化であり、そのために再適応する必要があるからだ。しかし現在では、これはやや偏った考え方と見られており、ネガティブな出来事だけが取り上げられることも多い。

ホームズとレイの研究では、各出来事に点数がつけられている。再適応のための労力が高いほど点数は高く設定されていて、そして、点数の合計点が一定のレベルを超えてしまうと、なんらかの疾患になる率が高くなるとする。

重大な出来事ではないが、日常的に頻繁に経験するちょっとした不快な出来事や、仕事のノルマなどの慢性的な圧力も、心理的ストレッサになるとされている。これは、日常苛《いら》立《だ》ちごとと呼ばれている。物をなくす、噂話《うわさばなし》をされるなどは苛立ちごとの一つで、仕事、健康、家族、友人、環境など日常生活のさまざまな場面にあるちょっとした出来事だ。この日常生活のストレッサも全般的な健康状態に影響することが示されている。

出来事に点数がつけられ、点数の合計が一定のレベルを超えると健康障害が生ずるという考え方は、ストレッサの影響力を加算しているわけで、ある意味では、ストレスがたまるという表現に通じる部分もあるのかもしれない。また、苛立ちごとは少なくとも日本人では、発散することと結びついても不思議がない。

このように心理的ストレスを見てくると、ストレスといっても、はじめに紹介した生理学的ストレスとは、大きな隔たりがあると理解してもらえるだろう。心理的ストレスの考え方に従ってストレスという言葉の意味を拡大していけば、世界はストレスに満ちてしまうが、それは本当なのだろうか。

そして、さまざまな感情の違いを研究している心理学から見れば、心理的ストレスでいうストレスの感情的反応の多様さには違和感がある。ストレス反応のなかに、思わずカチンとくるイライラ、どうしたらいいか困っている不安、何もする気が起きない落ち込みが混ざっているからだ。これらは、感情としては明らかに異なるものだし、そうした感情による影響や解決のために必要な対応はそれぞれ異なるからである。

イライラはだれかに攻撃を仕掛けることがありえる。不安にならないためには緊張しすぎないことが重要で、落ち込みには考え方を見直す必要もあるだろう。

したがって、感情の違いに注意を払わず、さまざまな感情的反応をひっくるめてストレスと呼ぶ専門家がいたら、気をつけたほうがよいかもしれない。その「専門家」は、そのときのあなたにいちばん必要な、つまり、もっとも効果的な対応策を考えてくれないからだ。

ストレス・コーピング

先に、ラザルスによる定義では、ストレスを個人と環境との動的な関係にあるとしていると述べた。個人はさまざまなストレッサに対して受け身ではなく動的に働きかけ、ストレッサのよくない影響を少なくすることができると考えているのである。

ラザルスは、この働きかけを「コーピング」、すなわち対処と呼んでいる。そして、ストレスとなる問題そのものの解決をめざす問題焦点コーピングと、ストレスによってもたらされる情動的反応の解決をめざす情動焦点コーピングとに分類している。

一般論としては、ストレスとして提起された問題そのものを解決することが最善である。ストレスが、たとえば失業であるなら、再就職は最善の解決法でありコーピングだといえるだろう。しかし、就職試験に失敗したなどの取り返しができにくい場合もありえる。さらに深刻なのはパートナーとの死別のように、解決できない問題もある。こうした場合には、情動に焦点を当ててその回復をはかるのが適切な選択といえる。

もちろん、人間は常に最善の選択をするわけではない。問題の解決ではなく、情動での解決を選択してしまう場合は多い。追い詰められた試験の直前に漫画を読みふけってしまい、さらに時間をロスすることもあるだろう。問題の解決は試験勉強だが、漫画を読んで情動の解決だけをはかってしまったわけだ。思いあたる人も多いだろうが、私自身もそうだったと告白しておく。

問題焦点コーピングと情動焦点コーピングとに分ける以外に、行動型コーピングと認知型コーピングへの分類も考えられている。行動型コーピングは実際の行動が対処法になるが、認知型コーピングとは考え方の枠組みを見直したり、その基準を再検討し、問題の重大さを再評価することなどである。

また、問題に対して接近的にコーピングするか、回避的にコーピングするかによる分類も考えられている。文字どおり、ストレスとなっている問題に近づいて解決をはかるか、遠ざかることによって解決をはかるかの分類である。

このような分類は、実際に問題にあたったときの自分自身のコーピングが、有効で適応的なものであるのかを考えるときに助けになる。問題焦点型と情動焦点型のコーピングがそれぞれに適している事態があるように、行動型と認知型、接近的と回避的のコーピングにもそれぞれに適した場面があるからだ。

その場面で実際に自分自身が採っているコーピング以外の、さまざまなタイプのコーピング方法があるのを知ると、それだけで視野が広がり、行き詰まり感を低下させられるし、実際にほかのコーピングを行えるならば、その人のコーピングの選択肢が拡大される。

いずれにしても、心理的ストレスに対してはコーピングが行われる結果、ストレスそのものが、あるいは受け取り方が変化する。それは、ストレスではないと思えるまで続くと考えられる。

ストレス解消と呼ばれているものは、このコーピングの一つの種類だ。そして大部分は、情動焦点型で行動型の回避的コーピングに限定されている。ならば、ストレス解消にこだわることは、問題の解決をめざして実際に取り組んだり、自分の考え方を見直すなどの別の形のコーピングを行う機会を失わせることになるともいえる。ストレス解消や、ストレス発散にこだわりすぎず、別の選択肢を忘れないようにするのが重要だろう。

われわれは、全国の三万人以上を対象とした、平成一二年の「保健福祉動向調査」から、多肢選択によるストレスへのコーピングの実態と、自覚的な健康度との関係を分析した。その結果、ストレスに対して、「解決に積極的に取り組む」という選択をしている人たちは全体の一四・〇パーセントだったが、自覚的な健康度はもっとも高い値であった。次いで、自覚的な健康度が高いのは、「趣味・スポーツにうちこむ」(二八・九パーセント)、「人に話して発散する」(三九・二パーセント)という順であり、比較的多くの人が挙げたコーピングであった。

そして、ストレス解消的なコーピングと考えられ、男性に多く見られた「酒をのむ」(一八・二パーセント)や、女性に多く見られた「買い物をする」(一六・四パーセント)や、「なにか食べる」(一三・一パーセント)という選択をしている人たちでは、自覚的な健康度は、何もしないという人たちよりはもちろん高いものの、全体の健康度の平均以下、つまり下位半分以下の健康度であり、当然、積極的な対処をしている集団に比べると明らかに低かったのである。

つまり、ストレスは解消するものだと思い込まないで、自分のコーピングを見直し、趣味・スポーツや人との交流を含めたなんらかの積極的な対処を選択すれば、それは健康状態へ明らかにメリットをもたらすのだ。

また、ラザルスの共同研究者であったスーザン・フォークマンによって、最近では、死別を経験した人たちを対象として、そのことを人生の意味につなげていくコーピングの重要性も提案されている。

取り返しのつかない出来事へのコーピングはせいぜい情動焦点しかできないと考えられ

てきたのだが、悲しい出来事から目を背けるのではなく、むしろ積極的に、その人から受け継いだと感じる人生の目的や意味を実現していくことでコーピングが行われることがあるのである。

ストレスから守ってくれるもの

最近のストレス研究の力点は、ストレスによる悪影響からその人を守ってくれる要因の研究に移ってきている。同じように深刻なストレスに遭遇しても、重大な健康影響をもたらすか否かは人によって違っているように見えるからだ。

個人的な要因から考えれば、遺伝的にも発達的にも優れて強靭《きょうじん》な体はストレスから守ってくれる要因になる。たとえば仕事で徹夜をしなければならない場合でも、体が丈夫であれば、それほどの苦労なしに乗りきれるかもしれない。

もっと身もふたもない話になるが、お金の余裕が十分にあるのも、それだけで解決できるとはいわないまでも、ストレスからその人を守ってくれる可能性がある。少ししか準備期間がない試験のためにも、優秀な家庭教師を動員して、もっとも効率のよい準備ができるなら、ストレスの影響はずいぶんと減るだろう。

人とのつながりも事態を乗りきるために有効に働く。自分一人では難しく思えることを、周りの助けを借りて成し遂げられる人もいれば、自分でなんとかしようと無理をして身体的健康を損なった挙句に結局できない人もいる。

このようにストレスから個人を守るものは、ストレスに対抗するための資源と呼ぶことができる。資源には、強靭な肉体のような個人的な資源もあるし、緊密な関係にある友人や知人などの社会的資源もあり、お金や資産も資源である。

お金について考えるとより直接的だが、友人同士の協力にしても、資源として利用できるところまでになるのは、それほど簡単ではない。相互に資源として有効に活用するような関係の形成には時間がかかる。

職場のストレスについても、仕事で要求される水準が自分の仕事のコントロール能力を上回った場合に、ストレスによる健康障害になりやすいというモデルがある。そこでも重要なのは、仲間関係によってストレスから個人を守る力を強めるように職場全体の改善をはかることである。

先に述べたように、ストレスの研究は迷宮と呼ばれているほど複雑である。そして少なくとも心理的ストレスについて考えると、ストレスという用語を健康の専門家が使うメリットはそれほど大きくはないように思える。

私たちが、ストレスという言葉を通じて、はじめてさまざまな心理的問題に気づくことがあるのは事実だ。そのとき、単にストレスの発散や解消する方法だけに目を向けるのではなく、よりよく適応するためのさまざまな手段や、効果的な対処法を提供することが専門家の責任である。

包括的なストレス・マネジメント

最近、大阪人間科学大学の山田冨美雄教授のグループは、健康心理学の立場から、さまざまな方法を用いた包括的なストレス・マネジメントを提案している。そこでは、「ストレスと呼ばれているものは何か」を理解させ「コーピングの重要性を知ることによる考え方へのアプローチ」「対処法としてのリラクセーションやアクティベーションの方法」が指導される。

難病患者の希望者を対象に行われたセミナーの例を紹介しよう。

セミナーは五回。まず、一週間ごとに三回のセミナーを行い、フォローアップとして一ヶ月後に四回め、さらに一ヶ月後に五回めが実施された。はじめの三回の内容が、ストレス・マネジメントの具体的な知識の講義と実習であり、リラクセーション技法として、腹式呼吸からはじめ筋弛緩法《きんしかんほう》と自律訓練法を導入している。リラクセーションは、テープを用いて自宅でも練習を促し、必要に応じて訪問指導をしている。

また、リラクセーションは主として不安に効果があると考えられるが、抑うつには日常の活動性を高めるアクティベーションが効果的であろうと考えられている。このセミナーでは、自宅で万歩計をつけてその場歩き運動をするアクティベーションを指導した。

セミナーの結果、たとえば皮膚に水泡ができる天疱瘡《てんぽうそう》という難病をもつ女性（五三歳）は、五回めのセミナーでは、イライラしそうな場面でもリラックスできるようになり、また、外出できなくても、その場歩き運動によって体を動かして、イライラに対応できるようになった。あるいは、パーキンソン病の男性（七〇歳）は、リラクセーションには顕著な効果がなかったが、セミナーにすべて出席して講義を聞いた結果、物事のよい面への気づきが高まり、自分が世の中に役に立っていると思うことができるようになった。つまり、考え方の変化が見られるようになったのである。

ストレスへの一般の誤解とは別に、ストレス・マネジメントの方法は充実してきている。その一つの方向性は、山田教授らのセミナーの例からもわかる。予防的に日常生活の質を高めることをめざして、それぞれの人が、自分の日常生活のなかでできる対処の仕方を、リラクセーションやアクティベーション、また、考え方などさまざまな側面から体得することができるようになってきたことだ。

第六章　こころと健康状態

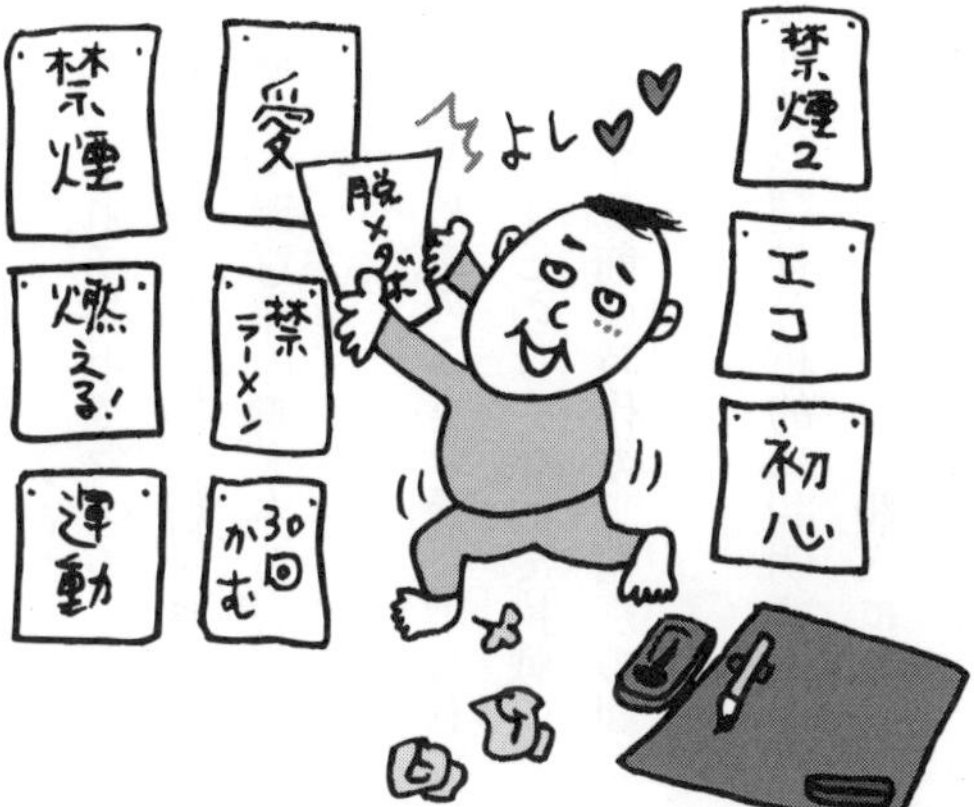

こころと健康の結びつき

心身医学の立場では、慢性的なストレスによってもたらされる症状をストレス病と呼ぶことを第五章で紹介した。二〇世紀には、フロイトの考え、つまり精神分析を身体医学に適用して、胃潰瘍や高血圧という身体症状を精神的な悩みや無意識の働きから説明しようとする試みが行われた。

身体だけが医学の対象で、「こころ」は医学の対象ではないかのように受け取られていた時代においては、身体症状を精神的な面から説明しようとするのは先駆的で挑戦的な取り組みだった。しかし、それは心理学が今日のように発展する前の時代の、個別の観察にだけ基づいたものといえる。

こころの働きを身体とは無関係なものとして、身体症状を精神分析的に説明することは、病気が超自然的な原因から生じるとする考えと似た構造をもっている。一般人にとっては、霊能者の代わりに、本人も気づかない無意識を知る精神分析家が説明する点が違うだけである。今日では身体症状、身体疾患について精神分析的な解釈が主張されることはほとんどない。昔のように、心理的要因が身体的要因に影響を及ぼすとする心身二元論に基づいた枠組みでは考えられていないのだ。

現在では、「こころ」は中枢神経系を土台とする身体の働きであると考えられている。つまり、わたしたちが感じたり思ったりしている「こころ」は、中枢神経系で電気信号がやり取りされ、神経伝達物質が放出されて、情報を伝達していることそのものなのだ。

そして、その神経系は身体活動の中枢でもある。だから身体の働きである「こころ」が、心臓の鼓動や胃液の分泌といったほかの身体的機能となんらかの相互関係をもっているとしても、まったく驚くべきことではないのである。

一方、近年の研究からは、健康にかかわる心理的な要因がいくつか注目されてきた。身体的な健康を維持したり増進したり、あるいは身体的な疾病や障害を予防するときに、心理的な要因を考慮することが役立つと考えられるのだ。この章ではそれらを中心に紹介したい。

また、後にふれる痛みの場合のように、身体的な問題が同時に心理的な問題としてもとらえられると示唆される場合もあるが、これもこころが中枢神経を含めた身体に基盤をもつとする考え方から整理することができる。

第五章でふれた心理的なストレスは、身体的な問題と心理的な要因のかかわりに関連している部分がある。たとえば、免疫機能に影響を与える心理的な要因があるとされる。これを検討するのは心理神経免疫学と呼ばれる分野である。心理神経免疫学という言葉からもわかるように、心理学と神経系の学問の境界領域である。

こころは主として中枢神経という身体的基盤をもつ活動なのだから、その活動が身体的症状と関係をもっていても何も不思議ではない。不思議に感じるのは、こころと身体がまったく別物だと思い込んでいるからなのだ。

この考えは伝統的であり、根強い。男女のこころが入れ替わってしまうのは映画やテレビなどでもおなじみの題材だ。エンタテイメントに文句を言うのもどうかと思うが、もしも男性のこころが女性の脳に基盤を移して活動するとしたら、もともとの男性らしい脳の使い方はできないはずだ。女性型の脳に宿るこころは、自分が女性であることを不思議に感じることはないと思う。

「原因」のない痛みに苦しむとき

痛みの経験も心理と身体の複合的な側面を端的に示す現象といえる。以前、テニス仲間がひざが痛いと言ったときに、「痛みという経験には心理的な側面がある」と話してひどく怒らせてしまった。彼は「いま、このひざが本当に痛いのであって、そんな気のもちように影響されているのではない」と怒ったのだ。

痛みがあると、確実に痛みのもとが存在していると感じられる。実感としての痛みは、「目の前に見えているから、物はそこにある」という実在論の実感を超えるほどの、素朴さと説得力のある実在的な経験である。

この素朴な痛みの実在論から、痛みの生物医学モデルが考えられる。生物医学モデルでは、局所的な身体の損傷の状態と感じる痛みの強さには直線的な関係があり、ひどい損傷ほど強い痛みを感じると考えられる。

したがって、痛みを強く訴えるときはより深刻な生理的状態があることを意味するし、実際そのように見える。しかし、すべてのケースで痛みと損傷との直接的関係があるとはいえない。痛みを訴えているのに、そこに身体的な原因を見つけることができないこともある。

病理的な症状がまったく見当たらないのに本人が痛みを訴えるとき、生物医学モデルからは、その痛みは心因性なのだと説明されることがある。しかし、これでは痛みについて説明したことにならない。身体的な原因が見つからないことを、単に別の言葉で言い換えているだけである。

もしも、心理的な原因として、仕事が大変だとか、家族や人間関係になんらかの問題があるとか、あるいはより大げさに表現しやすい性格がかかわるとまで考えるとすれば、だれにもなんらかの「心因」を見つけることができてしまう。

心理的な原因で痛みを感じると説明することで、その人に何かメリットがあるだろうか。生物医学モデルが無傷で残るのは間違いないが、痛みが心因から起きていると宣告された人はいったいどう対処すればよいのだろう。

一方で、身体的な状態からは強い痛みがあると予想されるのに、痛みを訴えない人がいることも報告されている。逆に、さまざまな鎮痛の処置をして身体的には痛みを感じないはずの人が痛みを訴えることもある。

たとえば足を手術などで失った人が、あるはずのない足の痛みを訴える奇妙な現象もある。その場合は痛む身体そのものがないので、身体的原因はありえない。痛いと感じる働きは中枢神経である脳にあるということを強く示唆する現象だ。

身体的部位と結びついた痛みは、確実にそこにあるはずだ。通常は実際そのとおりなのだが、その根拠としては、痛みがあると自分が感じている、というだけでは十分ではない。身体的原因がないときも、痛みを感じることがあるからだ。

痛みに自分で対処する

痛みの認知―行動モデルでは、痛みを感じているときには、痛みにかかわるさまざまな情報処理を脳で行い、人間はそれに基づいて行動していると考える。したがって、痛みの認知の大部分が身体的な根拠をもっているだろうが、身体的な根拠なく痛みを感じることがあってもおかしくないと考える。

もっといえば、局所的な身体的損傷は、痛みの経験の中心となる要因ではない。ある意味では、病理的な所見が見つからないために、気のせいなのではないかと言われる人たちが、痛みの中核にあたる経験をしているともいえるかもしれない。

また、痛みの経験は、多くの認知処理に影響をもたらす。たとえば慢性的な痛みを経験している人は、痛みを自分ではコントロールできないと認知するようになる。この認知は、自分は痛みに責任がないという考えと、自分自身に望みがないのだという自己評価につながっていく。そして、自分のおかれている状況や自分自身への否定的な評価の結果として、全般的なやる気のなさ、不活発さがもたらされる。反面、二次的には刺激に対しての過剰反応などの行動傾向がもたらされると考えられる。

痛みに対して否定的な認知をもてばもつほど、痛みの経験という困難を乗り越える努力をしない傾向が強くなり、心理的な悲嘆が強くなる。さらに、そのような認知的な評価が、行動や心理状態に大きな影響を与えるようになる。

痛みへは行動的なコーピングが行われる。筋肉を強化するトレーニングをはじめるといった能動的なコーピングがある一方で、痛みをコントロールすることを完全に放棄して、一日中ベッドのなかで過ごす受動的なコーピングもある。

関節炎の患者について、この能動的および受動的コーピングの違いを調査した研究から、能動的なコーピングを用いている人たちのほうが、受動的なコーピングを用いている人たちよりも、痛みの訴えや機能の障害が少なく、抑うつ状態にもなりにくいことが知られている。

痛みの認知的コーピングにも比較的積極的なものと消極的なものとがある。たとえば、何か楽しいことを考える気晴らし思考、痛いのではなく鈍いと考えるようにする痛みの再解釈、自分は痛みに勝てる！と自分に言い聞かせる自己教示は、積極的なものである。

そして、どちらかといえば消極的なコーピングには、痛みに注意を払わないといった痛み無視、お医者さんがいつか治してくれるだろうと信じる願望思考、痛みに自分が打ち負かされてしまうという破滅思考がある。

これまで行われてきた痛みの研究の多くは慢性疾患の人たちを対象にしてきたが、わたしたちは日常的な痛みについても研究している。日常的な痛みへの対処も精神的健康と関連していると考え、日常的な痛みとコーピングの実態、そして、それが抑うつ傾向とどう関係しているのかを検討した。

大学生二三四人の調査では、男女とも少なくない人が日常的に痛みを経験していた。日常的な痛みの経験として、女子が多く挙げたのは、頭痛（二九・四パーセント）、腹痛（二六・四パーセント）、生理痛（二二・四パーセント）であり、男子も頭痛（四五・五パーセント）、腹痛（一八・二パーセント）を挙げている。

調査校の関係で、回答者は女子が二〇一人で男子が少なかったために、女子についての日常的な痛みの経験の程度とコーピングの関係を分析した。すると、日常的に感じる痛みの程度が非常に強い人たちではコーピングとしての破滅思考が顕著に多いこと、逆に日常的な痛みの経験の程度が弱い人たちでは自分を励ますこと、また痛みの程度と頻度が増すにしたがって抑うつ傾向が高くなることが示された。

この結果は慢性疾患の患者を対象とした研究の結果と一致しており、そこでも痛みの程度がひどくなれば抑うつ傾向が強くなり、回避型のコーピングが用いられやすいことが示されている。これらの結果は痛みがすべての原因とも解釈できるが、痛みをどうとらえているかという認知が重要だと考えることもできるだろう。

欧米では現在、ここで紹介してきた認知—行動的なモデルに従った痛みのマネジメントが広く行われるようになっている。そこでは痛みがあるときに、その事象を本人がどのように解釈しているかという認知的要因が主観的な経験や行動を決めていると考えている。

つまり、痛みを本人がどう評価し、どのような予期をしているか、その痛みがどこから来ているかについての本人の固定的な考えという「信念」が、痛み経験そのものや情緒的状態、そして行動を決定するきわめて重要な要因であると考えているのである。

痛みという経験の包括的な理解はまだ先のことだ。しかしながら、痛みを単なる身体的な損傷と考えるのではなく、その経験をどうとらえ、どのように対処するかのプロセスを同時に考えることが、痛みの経験の理解とマネジメントにとって重要であることは間違いがない。

将来が予測できないと、どうなるか

痛みについて見てきたように、環境をどのようにとらえているのかという認知のなかに、心身の健康に大きな影響を及ぼすものがある。そして人生のさまざまな出来事を一般的にどのようにとらえているのかという認知は、より大きな影響をもたらす。

経験を通して身体的な健康はどう影響されるのか、さまざまな研究が行われてきたが、そのなかには電気ショックを刺激として動物実験で検討されてきたものがある。もちろん最近では、動物を大切にする考えからこうした研究が行われることは少なくなっている。

わたしは学生時代に動物実験に参加したことがある。ペアにされたネズミにどちらも同じ強さで同じ長さの電気ショックを与えるのだが、片方にはいつショックが来るかが予測でき、もう一方は予測がつかない状況にするものだった。

実験の結果はこうだ。将来の予測ができるネズミはショックが来たときには痛みに反応するが、ショックが来ず安全とわかっている間はリラックスしている。それに対して、いつショックが来るのか予測がつかないネズミはいつもリラックスできない。

そして、予測がつかずいつも脅えているネズミでは、胃の出血やびらん状態が多かったのである。脅えている様子はたえず観察された。わたしたちは測定していなかったが、おそらく実験中ずっと、かなり緊張した状態にあり、心拍や血圧なども高かったと考えられる。

わたしたちが実施した実験は、新しく考案したものではなく、アメリカで行われすでに論文として発表されたものに基づいていた。予測の条件をより厳密にしてもオリジナルの研究と同じことが起こるかの検証実験であった。

わたしたちの動物実験からも、一定程度に重大な出来事について予測が困難であることは、人間にとっても身体的に大きな負荷になるのだろうと考えられる。しかし、人間に大きな身体的負荷となり胃の出血を生じるような実験に参加してもらうことは難しい。動物実験の目的は、人間では実験や観察が難しい事実をしっかりと確かめることにある。動物実験は、人間にとって意味があり価値のある情報を教えてくれるのだ。

騒音のような弱い刺激にすれば、予測が不可能である場合にどのような変化が起こるのかを検討する研究が、人間でも可能となる。また、実験ではなく、たまたま予測が困難であるような経験をした人に何が起こったのかを記録するという方法もある。

心理学は、人間のこころにかかわる科学である。人間が将来を予測する程度を実験することは実は難しい。仮に、参加者本人が承諾して実験動物と同じように電気ショックを受ける実験をしたとしても、見通しをもっている人間は、その実験そのものがいずれは終わると予測している。

そして、人間のこころの状態として、実験状況のなかでいくら将来を予測している程度を変化させようとしても、目の前のことに集中してまったく予測できないと考える人がいるかと思えば、一方には中期的な将来を予測して実験はいずれ終わると考える人がいたりする。

そこで心理学では、かなり多くの人たちを集めて、個人差を超えた共通する法則を見出そうと努力する。この点は自然科学の専門家から見るとわかりにくいらしいが、心理学が扱う人間のこころが複雑なためにそうせざるをえないのである。

いってみれば、自然科学はきれいに洗浄した試験管を使って実験できるのだが、心理学の使う試験管は人間のこころであり、どうしても使わなければならないその試験管は、きれいに洗浄することができないのである。

一つの実験だけでなく、事実を再確認したり、多くの人たちについての観察記録などを含めて総合的に判断するのが心理学の手法である。その結果、わたしたちの実験からも検証されたように、将来の予測ができないという認知が固定化されると、身体的にも大きな問題を引き起こしやすいと考えられている。

コントロール不能から生まれる無力感

さまざまな研究から、将来の予測ができないという認知と同じように、重要な出来事をコントロールできないという認知は心身の健康に大きな影響を与えると考えられている。

動物実験で、ペアのネズミの一方はレバーを押すと電気ショックを停止できるようにし、もう一方はまったく同じ電気ショックを与えられるが自分では停止できないようにすると、自分で停止できないネズミは大きなダメージを受けることが示されている。電気ショックが来るのを予測できない場合に起こるのと同様に、電気ショックを自分がコントロールできずに自分のペアの行動まかせになっている場合には、そのネズミの胃の出血やびらん状態が観察された。

人間にとっても、先に紹介した環境の出来事を予測できないだけでなく、自分にとって重要な出来事をコントロールできないという経験は、健康を損なう働きがあると考えられている。自分にとって重大な出来事を予測できないとか、ペアになった相手の仕事しだいで、自分自身は出来事に影響を与えることができないまま、つまりある種の運命のままに出来事を受け入れるのは、身体的にも有害なのである。

重大な出来事について、それを予測し、コントロールすることは、積極的な適応を可能にする条件である。逆にいえば、予測やコントロールが難しいこと、その結果できないと認知することは、適応を困難にする。

コントロールができないとその時点での心身の状態を悪くする可能性があるが、コントロールできないという認知は、その時点の心身の状態だけでなく、将来の状態も悪くする可能性があると考えられる。

コントロールできない電気ショックを経験したイヌはその後、なんらかの行動をすればコントロールできる環境におかれても、コントロールできるとは理解せずにコントロールを放棄する。これは学習性の絶望と呼ばれているが、そうした状態にある動物は、実験場面だけでなく飼育室から実験室に連れて行かれるときにも抵抗するそぶりをまったく見せない。つまり、すべてがコントロールできないという認知ができあがり、あきらめという固定的な考えにとらわれているのだ。

イヌがあきらめを学習するという報告をしたペンシルヴァニア大学のマーティン・セリグマン教授は、人間でも同じことが生じることを示している。騒音の実験から、また、さまざまな観察から、自分にとって重要な出来事を自分ではコントロールできないという、あきらめの「信念」が作られることがわかったのである。

実は、抑うつ状態は、ここで考えている環境全般にわたるあきらめの認知によって引き起こされるものとして、最も典型的な状態である。自分のコントロール感という観点からは、自分には何もできないという無力感がそこにはある。人生の早い時期に無力感を獲得してしまうと、その後の心身の状態に重大な悪影響をもたらすのだ。

これを逆の面から見れば、人間にとって、若いうちに自分自身が人生の出来事に影響を与えることができるという経験をし、コントロールできるという信念を獲得することは、その後の人生において健康を守ることにつながると考えられる。自分は人生の主人公であり、人生を切り開けるという信念をもつ人は、より健康でいられるのだ。

燃え尽き症候群

人間にとっていちばん豊かな環境であり、また同時にいちばん厳しい環境であるものはなんだろう。おそらくそれは自分の周りにいるほかの人間である。人間は、家族を含めた周囲の人間と無関係には生きていけないし、周囲の人々に支えられている。また、周囲の人間に傷つけられることもある。

たとえば、先に述べたコントロールできないという認知、言い換えれば環境が自分の思いとは別の方向に向かっていると考える認知は、学業であったり仕事であったりするかもしれない。しかし、人間関係はそのなかでも中心的な位置を占める。

そこで、看護師や介護士、サービス業などの人間関係そのものを直接的に仕事にしている場合には、仕事による喜びも大きいが、反面、仕事の大変さや厳しさも大きいと予想できる。

燃え尽き症候群（バーンアウト）は、看護師などのヒューマンケアを仕事とする人に典型的に見られる状態である。非常に熱心に仕事に取り組み、献身的に働いていた人が、急にがんばることができなくなる現象である。

具体的にいうと、結構がんばってきたのだけれど、いまは何もする気にならない状態になる。疲労感と、すべてを使いきってしまったという消耗感がその中心である。結果として、見かけ上、同じように仕事を続けようとすると、相手を人間的に扱うのが難しくなる。

つまり、それまでのような人間的な交流をしようとすることが苦痛をもたらすので、交流を避けて表面的に対応することになる。

人間関係は非常にポジティブなフィードバックをもたらすので、人間は、その関係を豊かにするための働きかけを熱心にする。しかし一方で、人間関係はネガティブなフィードバックをもたらすこともあり、それは働きかけを強力に阻止する要因でもある。バーンアウトは人間関係へのあきらめの認知でもある。

実は、もともと医療、福祉などの対人サービスでは、温かく人間的なサービスを要求されていると同時に、適切なサービスの質を確保するために客観的な判断も求められている。その二つをどちらも達成しようとすること自体が、だれにとってもかなり難しい。燃え尽き状態に陥りやすいのは、矛盾する二つの目標を誠実に実現しようとする生まじめな人だともいわれている。

そこで燃え尽き症候群にならないためには、あまり理想主義にならずに気楽に考え、たまには息抜きをするとよい、ということになる。先述のように、対人サービスは対立する要求を同時に満たそうとするものだが、だれにも完璧にはできないからだ。

第七章　病気の心理と行動

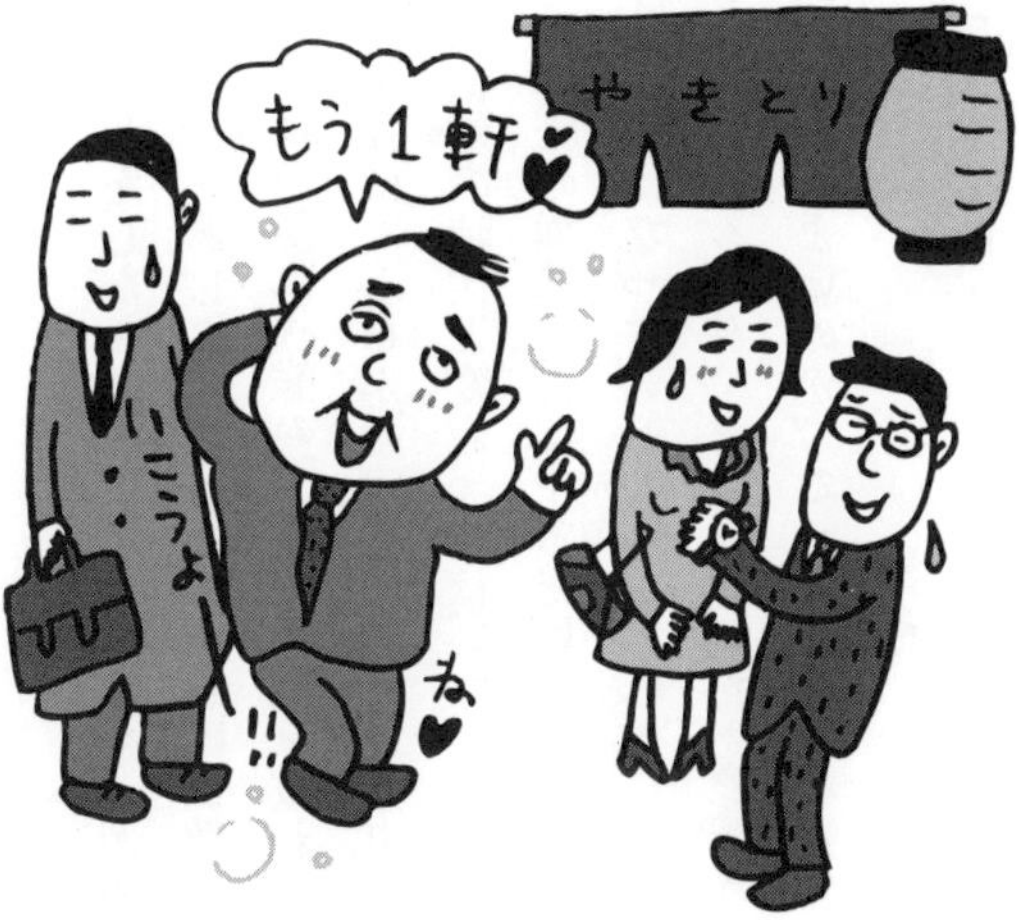

病気になってからも必要な予防

だれもが健康を手に入れたいと願う。だからこそ、わたしたちは健康になるための習慣を身につけたいのだ。しかし、健康づくりがうまくいったとしても、わたしたちは仏教にいうところの「生老病死《しょうろうびょうし》」からは逃れられない。最良の健康状態の人も、年齢を重ねるにしたがい、さまざまな機能が低下してくるし、いずれはなんらかの病気の状態になり、そして間違いなく死を迎える。これが現実であり、仏陀《ぶつだ》の時代と変わってはいないのだ。

だからこそ健康心理学のテーマは、病気の予防や健康の増進に寄与するだけではない。人間が、自分が病気になるかもしれない、あるいは病気になっているのかもしれないと思ったときに、どのような心理になり、どのような行動をとるのか、また、病気だと診断されたときに、おかれた状況のなかでどのように行動すればよいのか。これらも健康心理学の貢献するべき重要で切実なテーマである。

さて、病気と予防の関係は、一次予防、二次予防、三次予防として段階的に整理されている。一次予防は、病気にならないようにすることだ。これまでに紹介してきた、喫煙習慣をもたず、適正な食事をするといった健康な生活習慣づくりが、それにあたる。また、手洗いをしたり、定期健診や予防接種を受けたり、シートベルトをしたりすることも含まれる。

二次予防は、病気のリスクのある状態に対応することだ。現在タバコを吸っている人がタバコをやめる、メタボリックシンドロームの人が食生活を改善したり、運動をしたりすることなどを指す。また、定期健診で問題が指摘されたときに、無視せず対応することである。医療の側からいえば、定期健診などで病気やその準備状態を早期に発見し、早期に対応することも二次予防だ。

三次予防は、これを予防と呼ぶのは違和感のある人もいるかもしれないが、病気になった後に、さらに重篤になることを防いだり、治療を行うだけでなく機能回復のためのリハビリテーションを行うことだ。病気にともなって生じる副次的な困難やハンディキャップをできるだけ防ぐことである。第五章に紹介した難病の人たちへのストレス・マネジメントのセミナーの実施は、三次予防と呼ぶこともできる。病気そのものへの治療ではないが、困難な病気をもちながら送る日常生活の水準が回復し、また、ほかの人の役に立っているといった生きがいにもつながるものだ。

健康心理学は、このすべての予防にかかわる研究と実践をめざしている。もちろん、予防の中心は健康の増進だから、第六章までは、主に健康づくりである一次予防と、喫煙者であるなどのリスクのある人が行う二次予防にかかわる話題を中心にしてきた。しかし、三次予防においても健康心理学が果たすべき重要な役割がある。

この章では、まず病気やけがの予防の基礎である、健康を損なう可能性、つまりリスクの評価について紹介し、さらに病気になったときに必要な三次予防における健康心理学の成果を紹介したい。

健康を損なうリスク評価

病気を予防するには、健康を損なう可能性が何にどれだけあるのか、リスクの重大さが評価される必要がある。リスク評価によって、優先的に取り組むべきリスクは何かの判断ができるからである。

科学的に病気や障害のリスクを評価するのは疫学という学問領域だ。かつて流行したペストやコレラなどの疫病の研究から出発したので、いまでも疫学と呼ばれている。

現在の疫学では、病気の流行の予想や、そこから原因となる要因を解明する研究に加えて、研究で得られた知識を予防対策につなげたり、あるいは、どのような対策がもっとも有効であるかを判断することが重要な課題である。最近では経済的地位などの社会的要因についても検討し、健康に関する政策の提案をめざす動きもある。

疫学では、集団における病気の頻度や分布を最終的な指標として、影響を与える要因を検討する。このときに疫学で用いられる指標は、「生老病死」の「病」を表す罹患率および有病率と「死」を表す死亡率である。

罹患率は、一定期間に新たに病気に罹った人数の割合を示し、その病気の広がり方を示している。一方、有病率は一定期間内に病気の状態であった人数の割合で、社会全体に対するその病気の重大さを表している。インフルエンザなどの急性疾患では罹患率が対策の重要な指標だが、糖尿病などの慢性疾患では有病率を考慮する必要がある。

死因別死亡率は、一定期間内にその病気あるいは病気以外の要因で死亡した人数の割合を示すものである。それを見れば、将来にむけてどのような予防に力を注ぐべきかの見込みをつけることができる。最近、自殺対策に力が注がれているのはこれに基づく。

また、一歳未満の乳児の死亡率を見ると、その地域や国の病気の予防や健康増進のための施策がどの程度実現しているかがわかる。一九五〇年には一〇〇〇人当たり六〇であったわが国の乳児死亡率は、二〇〇六年の時点で二・六で、世界的に最高水準にある。

さて、これらの指標に影響を及ぼすさまざまな要因を客観的に比較するには、それぞれの要因がどの程度、指標に影響を与えているかの計算が必要だ。通常は、罹患率などの指標が、特定の要因がある場合にその要因がない場合に比べて何倍になっているかを推定する。

これを推定するための研究方法としてはコホート研究がある。まだ特定の病気に罹っていない大勢の人たちのなかで、ある要因をもっている人（たとえば喫煙者）と、もっていない人（非喫煙者）を把握しておき、それぞれ、その病気が発生するまでを追いかける方法である。第一章のはじめに紹介した七つの健康習慣は、長年にわたるコホート研究によって見出されたものだ。

一方、それでは経費も時間もかかりすぎるので、ある程度の目安をつけるための研究方法が用いられることもある。すでに病気になっている集団のなかで、ある要因をもっている人とそうでない人の割合を、病気になっていない集団における割合から計算する方法である。

これらの方法でリスクを評価する場合に気をつけなければならないのは、別の要因の影響を受けて結果がゆがめられていないかどうかを確かめることだ。男女差や年齢など、指標に影響しそうなさまざまな要因や、その影響を取り除いて、リスクは推定される。

このような地道な研究によって、たとえばタバコのリスク、肥満のリスクといったリスク要因の重大さがわかったのである。健康心理学では研究の成果に基づいて、どのリスク要因に力を注いで社会に働きかけることが重要なのかを考え、どのような貢献ができるのかを研究していく。

自分のリスク評価にはバイアスがある

一方で、わたしたち自身も日常生活のなかで、科学的な方法ではないがリスクを評価しているし、みずからのリスク評価に基づいて行動を選択している。

ところが、わたしたちのリスク評価にはいろいろな要因によるバイアスがある。たとえば喫煙者であれば喫煙行動を続けていると病気になるかもしれないという判断をゆがめてしまう。第一章で見たように、喫煙者は「タバコを無理にやめるとストレスになって健康によくない」とか、「九〇歳で元気な喫煙者もいるのだから、健康に悪くはない」などと、楽観的なバイアスのかかったリスク評価をすることがある。逆に、専門家から見ればそれほど重大ではない問題に対して、マスメディアの影響を受けて強い不安を感じ、過剰に反応している場合もある。

わたしたちのリスク認知の基本的な特徴は、面倒で地道なプロセスを踏む科学的判断ではなく、直感的に判断するという点にある。ヒューリスティックスと呼ばれているが、個人が自分のもっている限られた情報と時間、能力の範囲で行うので当然のことでもある。

したがってある病気について考えるとき、自分の知る一例のみで病気全体を判断しがちになる。たとえば、前立腺がんになった友人がいる場合、前立腺がんというとその友人の症状や経過、治療法ばかりを思い浮かべがちだ。あるいはまた、よく聞く、思い浮かべやすい病気は自分にも起こりやすいと判断する傾向もある。

リスクであるとしても、なんらかのメリットがある場合には、そのリスクを受け入れやすくなる。また、リスクの影響がいますぐには出ず、時間的に遅れて起きると受け入れやすくなる。実際の行動で健康上の問題となるのは、リスクの影響が遅れて起きるためにリスクを過小評価することだ。

たとえば健康習慣のなかの睡眠を考えてみる。多くの研究の成果として、望ましい睡眠時間は七、八時間だとされている。しかし、平成一二年の「保健福祉動向調査」から実態を見ると、日本人の約四〇パーセントは七時間未満の睡眠時間しかとっていない。これは、多くの人は、夜更かしで睡眠時間が短い生活習慣があるにもかかわらず、自分からリスクを高くしているとは評価していないことを示している。睡眠時間七時間未満の人の割合は、二五歳から三四歳では四七・三パーセント、三五歳から四四歳では四九・七パーセント、四五歳から五四歳では四六・七パーセントと、自分の習慣を決定できるはずの世代で睡眠不足の割合が高いのである。

飲酒についても同じことがいえる。近年、わが国の一人当たりのアルコール消費は横ばい傾向であるが、平成一六年の「国民健康・栄養調査」では、一日当たりの飲酒量が日本酒換算で五合以上、あるいは四〜五合で週五日以上飲酒、三〜四合で毎日飲酒する人を多量飲酒者としており、その割合は成人男性の五・四パーセント、女性の〇・七パーセントである。この飲酒量は、健康を損なう大きなリスクとされているのだが、多量飲酒を続ける人は、リスクを高くしているとは考えていないのだろう。

喫煙や食行動も含めて、多くの人が自分の健康上のリスクを低く評価し、その結果みずから進んでリスクを高くする行動を選択しているのだ。

一般的に、人間の判断は自分自身に対して楽観的な方向に偏る。これはポジティブ幻想とも呼ばれるが、このバイアスは健康上の問題でも同じように生じる。自分には、自分と同性同年齢の人よりも健康上の問題が起こっておらず、将来にわたって起こりにくいだろうという、根拠のない楽観、自分に対する誤った信念がある。また、問題が起きたとしても自分はそれを防ぐことができるだろうと考えているのである。

このほかにも、それぞれのリスク認知は、ライフスタイルといった要因の影響も受けている。わたしたちは、女子大学生三五九人を対象として、遺伝子組み換え技術に対するリスク認知について調査した。結果は食のライフスタイルが健康志向的な人たちは遺伝子組み換え技術をリスクが高いと評価し、逆に、料理に関心がなく簡便な食の指向性が高い人たちは遺伝子組み換え技術のリスクを低く見積もるという結果を得ている。

医師の指示に従うか――アドヒアランス

第二章では、制度としての医療・医学を考えた。ここでは、制度の側面ではなく、医師と患者のコミュニケーションについて考えてみたい。

医師は、健康情報に詳しい専門家であり、疫学の知識も含めた科学的なリスク評価に基づいて、治療や対応法を検討する。一方で、患者のほうは一般人であり、さまざまなバイアスをもっている。これだけで医師と患者のコミュニケーションはかなり難しいことがわかる。コミュニケーションがうまくいかないと、さまざまな不利益が生じる。

医師が薬を処方しても、患者がその薬を服用せず余らせてしまうなら、意味なく医療コストは増大するし、それは費用だけでなく医師の時間を含めて医療資源の浪費となる。患者にとっては薬の効果を得られないし、危険なことでもある。

問題の一端は、医学用語にもある。医師は厳密に定義された用語を用いるほうが正確だと考えるが、それはその用語の正確な意味が共有されたときだけだ。医学知識が高度化されている実態を考えると、医学用語を患者が正確に知っていると医師が期待するのは無理だといえる。そして患者の側が、その意味を知らなければコミュニケーションは成立しない。

医師が提案した治療方針や対処の指示・忠告を患者が忠実に守ることは、医療にとって重要であり、英語ではアドヒアランス（かつてはコンプライアンス）と呼ばれる。そして、現実問題としては忠実に守られてはいない実態がある。

たとえば、医師がより詳細な検査や検討が必要であると判断して、専門の病院を紹介しても、患者がそこに行かない場合がある。あるいは、医師が喫煙をやめるように指示したり、体重を適正にするために食事を規則正しく、かつ量を控え運動もするようにと指示したとしても、それらを守らない患者は多い。心筋梗塞を避けるために血圧を下げるように、との指示も守られない。

先にもふれたが、医師から治療の一環として指示されている服薬が守られない場合も多い。たとえば感染症の治療のために、一日に何回、何日間、飲み続けるよう指示された薬も、一日に一回にしてしまったり、途中で服薬をやめてしまう患者も多い。このため、病気がさらに深刻な状態で再発し治療が困難になることも起こりえる。

アドヒアランスが守られないのは医師にとっても患者にとっても不幸な事態であり、ぜひとも避けなければならない。そこで患者は、自分のおかれた状態をしっかり理解していることが求められている。

また、正確な情報が欠けた場合に、どのような患者も指示が守れない事態が起こりえると理解していない医師も多い。医師には、患者のリスク評価を含めて、その患者を理解し、言葉としても態度としても適切な方法で十分な情報提供をすることが求められているのである。

わたしたちは、地域の保健センターの協力で、一歳半健診対象者の母親五三二人を対象に、予防接種の情報とリスク認知の関係を検討した。その結果、母親のリスク認知にもっとも影響を与えていたのは、その予防接種が定期接種か任意接種のどちらにされているかであり、任意接種の病気は、定期接種の病気よりもさらに重大と評価されても、罹る可能性は低いと考えていることがわかった。

このように、リスク情報のもっとも端的な提供は法律による命令の形であり、行動に対してはっきりと影響を与えている。これらの評価に際しては、知人や友達のほかに、広報や新聞、予防接種のパンフレットからも情報を得ていることが示された。このことから、仮に任意接種である特定の病気のワクチン接種率の上昇をめざすとすれば、強制ではないがそれに近い推奨接種というカテゴリーを作るとか、罹患の可能性が高いという情報を広報や新聞を通じて提供する方法が効率的だといえる。

患者は病人らしくふるまう

ここまで、主に「病気」という表現を使ってきた。日常用語であるし、この本は医師や医療の立場の人ではなく、そのサービスを受ける側の人たち、つまり病気になるかもしれない人たちに読んでいただきたいからだ。

医師の立場からは「病気」という言葉は落ちつかない。病気は患者個人の経験のレベルであり、医療から考えるならば、生物学的現象を科学的に取り扱う「疾病」あるいは「疾患」という言葉がふさわしい。医師と患者のコミュニケーションの問題の底辺にはこの違いがある。

それでは患者の病気という経験はどのようなものだろう。患者はどんな心理的プロセスを経て病院に行くのか。

人間は自分の健康状態について楽観的なバイアスをもっているので、患者はちょっとした兆候に敏感に反応して病院に行くことは少ない。結果として病院に行ったほうがよい時期より遅れることが多い。症状に気づかないこともあるし、気づいたとしても過小評価するからだ。

また、通常は病気だと思っても、市販薬を飲むなどの方法で対処する場合が少なくない。医師の前に患者が現れるのは、より深刻な病気ではないかという不安があるか、医師の判断や治療が必要だと考えた場合だ。医師の前に現れた時点で、患者はなんらかの情報ネットワークを利用し、すでに自分の症状に対して仮説をもっている場合も多く、さまざまな情報や以前の経験などの影響を受けている。

医師の診察を受け、自分が「病気」だと判断されると、患者は病人らしくふるまう「病者役割行動」を示す。病人という存在は、自分の病気に一切の責任がない。また、すべての義務から解放され、他者に援助を求めることが許される。一方で、健康な人同士の社会的つながりから切り離される。

生物学的な疾病現象はさまざまだが、病人の役割とそこで許される行動は、医療の行き渡っている先進諸国では一貫している。これは「病気」という現象が、生物学的なものではなく社会的な現象であり、わたしたちの社会の基準や規範に基づいていることを示している。

さて、病気であるかどうかの判断は相対的なものであり、絶対的なものではない。すべての病気について、罹っているか否かの判断は解釈による。したがって、花粉症を病気だと考えて、医者に行って薬を処方してもらう人間もいれば、わたしのように花粉症は病気ではないと考えて医療にかからない人間がいるという事態も起きる。

しかし、自分が病気であるかどうかを自分で決める人は少ない。一般には、病気かどうかは、医師あるいは医療の権威者が決定するものだ。メタボリックシンドロームという名称と基準も、多くの医学会から選ばれた委員会によって権威をもって決定され発表された。一般の人間はその定義を受け入れるだけだ。

ただし、成人男性の約半数といわれるメタボリックシンドロームに該当する人たちのうち、どのくらいが、生活習慣病と呼ばれていた場合よりも積極的に医師に相談したり、早期発見・早期治療をめざすかは不明である。メタボリックシンドロームの名称と基準を作成した医学会が期待しているような病者役割行動を、メタボリックシンドロームとされる人たちがどれだけとるかはこれからの問題である。

「自分だけは大丈夫」が崩れるとき

ここまで、自分が病気かもしれないと疑いをもち、病気らしいと気づいてそのリスクを自己評価し、医師の診断を受けて、自分が病人であると診断され、病人らしくふるまうという流れを見てきた。急性の病気の場合には、医薬品を服用したり、外科的処置を受けることで回復し、また、健康な人間として社会的に復帰していく。ところが慢性の病気の場合には事情が異なる。

医師から、慢性の病気であると告げられることは、患者にさまざまな情緒的反応を引き起こす。そして、自分だけは大丈夫だというポジティブ幻想が脅かされる。そこでの情緒的な反応の第一は、わたしがそんなことになるはずがないという否認である。

慢性疾患とは、なんらかの障害をともなう症状があり、その大部分はもとに戻ることができない変化である。このために、障害をもった状態をセルフケアしていく訓練を受け、努力を継続することが求められる。

第一章にわが国における疾病構造の変化を挙げたが、さまざまな生活習慣が基礎にある疾病が主要なものになってきた事実は、とりもなおさず、慢性疾患の増加を示すものでもある。そのなかには、糖尿病、高血圧症、慢性腎不全、肝硬変、慢性膵炎《すいえん》などの深刻で長期の治療を要する慢性疾患もある。

慢性疾患であると診断されたとき、その人は大きなショックを受け、明るい未来につながっていた人生計画がすべて崩れ去って行くという経験をすることになる。ここでよく起きるのは、否認だ。とりあえず、あたかも何もなかったかのようにふるまうことは、この心理的なダメージから一時的に患者を保護する働きがある。

もちろん、いつまでも否認をし続けると、治療が遅れてしまったり、効果的な治療のための情報を手に入れることができなくなったりする可能性がある。しかし、問題が深刻であればあるほど、診断の直後に否認することは、その後に効果的に問題に対応するための時間や情緒的安定をもたらす働きもある。

また不安も、診断の後にはよく見られる情緒的反応だ。人生全体にかかる劇的な変化に打ちのめされ、また、死の可能性に脅かされるために不安が生じるのである。不安は、その経験自体が苦しいだけではなく、不透明な将来を恐れる気持ちを強くさせるなど、適応的な行動を難しくするという点からも問題がある。

慢性疾患で長期経過にある患者によく見られる情緒的反応は、抑うつ状態である。慢性患者では、一般の人たちの約三倍の頻度で抑うつが発生するという報告もある。慢性疾患の状態は、さまざまな日常の活動が制限され、自分自身をコントロールできないと思い知らされる経験となる。このために第六章で紹介したように、何もできないという認知が形成され、抑うつ状態をもたらしやすい。

抑うつ状態は、多くの慢性患者に見られるが、年齢が高いほうがより生じやすいとされている。意欲を失った結果、リハビリテーションへの参加が遅れがちで、熱意に欠けることになり、入院が長期化するといった問題が引き起こされるのである。

慢性疾患へのコーピングの課題と障害

慢性疾患という診断へのコーピングは、基本的にはラザルスの提案したストレス・コーピングと同じプロセスをたどる。はじめに出来事に対する一次評価が行われ、そこで診断された慢性疾患の重大性がまず評価されることになる。

先に述べたように、慢性疾患の診断は、さまざまな情緒的反応をもたらす。はじめに起こることが多い否認は、情緒的反応の一つというよりも、第六章に紹介した分類によれば、情動に焦点を当て考え方だけを変えようとする認知的な方略であり、問題から遠ざかる回避的なコーピングの代表ととらえるほうが適当だろう。

慢性的な疾患の種類にもよるが、たとえばがんのように自分で管理することが困難な病気の場合には、問題焦点型や接近型のコーピングを使用することはかなり難しい。つまり、病気によっては積極的に問題そのものの解決をはかるコーピング方略の使用が難しくなることがある。

自分では管理が困難な病気の場合も、だれかに自分の問題を聞いてもらい相談するという社会的サポートを生かしたコーピングや、自分なりにこの経験をなんとかやっていこうとする自己への肯定的な認知など、比較的積極的なコーピングもないわけではない。一般的には、接近的なコーピングのほうが、回避的コーピングよりも、心理的適応にはよいとされている。

もちろん、医学的な治療（手術）や検査のための医療機器などによって、自分の身体がこれまでに経験のない取り扱いを受け、傷つけられる場合があることに対して適応が必要であるし、医師や看護師との円滑な関係を築き、自分への最善の対処を要請できるようにすることも重要な課題となる。

また、自分の生活全体を、治療計画や障害に合わせたものに計画するのも課題となる。たとえば糖尿病の場合には、食事のエネルギー量のしっかりした管理、毎日の運動療法、そしてインスリンの自己注射が必要になるかもしれない。

このような適応に障害となる問題として、自分の病気の慢性的な性質を十分に理解できず、急性疾患のモデルをそのまま適用しようとすることが挙げられる。たとえば高血圧症などで、とりあえず目の前から深刻な症状がなくなれば「治った」と思い込み、本来は必要な服薬を中止してしまうといった問題が起こる。

また、病気の原因を自分自身にあると考えて、自分を責めることも多く見られる。生活習慣に基づく病気の場合には、部分的には自分に責任があるという認識は正しい。しかし、自分を責めすぎると抑うつ状態になりやすく、抑うつ状態は慢性疾患への適応に障害となることがある。

終末期の健康心理学

最後に、終末期の患者とそのケアをする人たちにかかわる健康心理学についてふれておきたい。

わが国における終末期の患者に対する医療のあり方は、この三〇年の間に急速に変わってきた。淀川キリスト教病院からスタートしたホスピスは、現在では、国立がんセンターを含めて、全国的にもかなり広まってきた。また、終末期ケアの形式も在宅ケアを含めて選択できるようになってきている。

終末期のケア、あるいは緩和ケアがどのようにあるべきかについても、多くの臨床的実践が蓄積されてきた。基本は、生物医学モデルに基づく治療中心の医療を見直し、QOL（人生の質あるいは生活の質）を重視する点にある。これは心身の健康を統合的に考え、心理学からもそれに貢献しようとする健康心理学のめざすものと一致している。

人間はいきなり終末期の患者になるわけではない。わが国の死因の大きな割合を占めるがんを中心とした進行性の疾患では、死を食い止めるために、さまざまな治療を行う。そのなかには、先にもふれたが、適応が困難な治療法もある。がんに対する化学療法や放射線照射療法は、その代表例といえるかもしれない。

そして、どこかの時点で、自分の病気の状態は痛みや苦しみなど心身の犠牲を払ってまで治療を行うべきではないとの判断に至る。その場合には、心身の状態をこれ以上悪化させる治療は続けてほしくはない、つまり積極的な治療は受けないという判断へ移行するだろう。

この判断に影響を与える要因の一つとして挙げられるのは、外科手術や化学療法が何度も繰り返される治療である点だ。治療が繰り返されるのは、前に行った治療がうまくいっていないことを示していると考えられ、次に行う治療法が成功して健康を取り戻せるという希望を小さくする。

病状が進むにつれて、日常生活の可能性も含めて、しだいに障害の程度が大きくなる。なんでも自分でやってきた人間が、だれかのお世話にならないと何もできないようになっていく。本人にも周囲にもうれしくない、さまざまな症状が現れてくるなかで、また鎮痛剤などの影響のなかで、精神的にもやや退行した不安定な状態になるのである。

この領域では、キュブラー・ロスの死の段階理論がわが国でもよく知られているので、これについて簡単にふれておきたい。これは、死を受容するにあたって、人間は否認、怒り、取引、抑うつ、受容という五つの段階を進むというものである。

否認は慢性疾患でも取り上げたのでここでは省略するが、怒りは、なぜこんな目にあわなければならないのかという感情、取引は、怒りをおさめて自分の悪いところを改めるのでなんとか命を助けてほしいと絶対者（神）に延命を取り引きする段階、抑うつは自分の運命への悲嘆と失望である。キュブラー・ロスは、このような段階を経て、死を受け入れる段階に進むと提案した。

キュブラー・ロスの『死ぬ瞬間』という本と、そこから切り開かれた終末期医療における研究の功績ははかりしれないものである。また、終末期にある患者が示すさまざまな状態の観察も確かなものである。

一方、これらは一つずつ進むという意味での段階と考える必要はない。たとえば否認は、死を受容していくどの段階でも観察される。また、終末期の情緒的状態としては、このなかでは取り上げられていない不安が大きな役割を果たしている。

したがって、むしろ、一人ひとりの生き方のなかで、また日本では文化の影響の違いのなかで、さまざまに変化するコーピングのプロセスとして理解することがわかりやすい。

第八章　健康な社会づくりをめざして

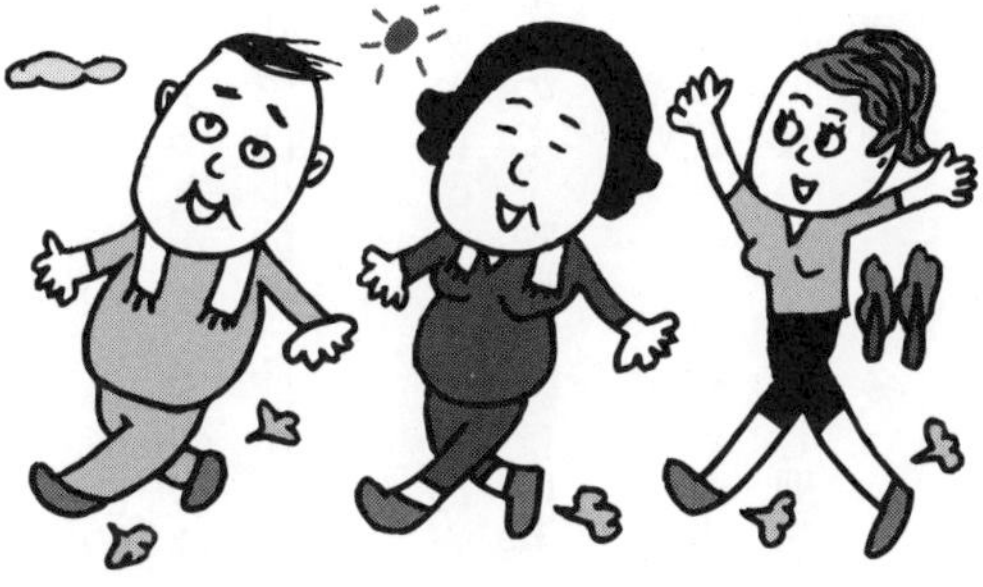

禁煙のすすめは人間関係を悪くする？

わが国の喫煙率は、日本たばこ産業の平成一七年の全国調査によると、二〇代から四〇代の男性では五〇パーセントを超えている。三〇年前にはもっと高かったから、喫煙者は減少しているともいえるが、その集団の半数以上であるという意味では少数者ではない。また、女性でも二〇代と三〇代は二〇パーセントを超す。

喫煙は、疾病のリスク要因としてはきわめて大きく、行動を変えれば改善できるものだ。健康心理学は行動的なリスク要因の改善をめざしている領域であるので、喫煙問題は取り組むべき重要な課題であり、それは社会のニーズでもある。

しかし、多くの喫煙者は禁煙を望んでいるわけではない。わたしの友人にも喫煙者が少なくない。健康心理学を専門にしている知人にはさすがにほとんどいないが、臨床心理学やその他の領域の心理学の専門家では、喫煙者は一般の人たちと同じ割合かやや多いかもしれない。

土曜日などに一緒に運動をしている仲間にはかなりの割合で喫煙者がいるが、わたしを心理学の専門家だと知っていても、「健康」心理学の専門家で喫煙問題にも取り組んでいるとはだれも知らない。自分でもそんなところでまで専門をもち込みたくはないとも思う。

以前にはわたしも、自分だけがその危険性を詳しく知っていて、その人はよく知らないかもしれない場合に、友人なのだから教えてあげたいと思うときもあった。しかし実際に教えてあげれば、たいていはうるさいやつだと思われ、人間関係が悪くなるのが関の山だった。ということで、現在はタバコを吸っている友人を見ても何も言わないか、タバコを吸っているんだねと言うのがせいぜいだ。健康の専門家として、こころが痛まないといえば嘘になるが、わざわざ仲が悪くなるために自分から言うのは嫌だし、ただ言うだけでは無駄だと知っているからだ。

つまり、仮に社会のニーズは明確でも、人間を相手にしている健康づくりでは、その働きかけが相手のニーズに合っているかどうかが決定的に重要なのである。たとえ長期的には相手にとって利益がある提案でも、相手に受け入れてもらえなければなんの意味もない。喫煙だけではなく、食生活でも運動習慣でも、あるいはストレス・マネジメントでも同様である。その問題にほとんど関心がない人に、行動を変えるよう働きかけるのはかなり難しい。
それでは、たとえば職場や地域で健康づくりを推進するとしたら、何が可能なのだろうか。

その人のニーズに合わせた方法

行動を変えるための指導に応用できる理論に「段階的変化モデル（ステージ・モデル）」がある。この理論はジェームズ・プロチャスカによって、はじめは禁煙をどのように指導するかという実践研究から提案されたものだが、現在では、運動や食行動を含めて、さまざまな健康づくりでの行動の指導において活用されている。

このモデルでは、行動を起こす本人のレディネス（準備性）に焦点が当てられており、行動の変化に至る五段階が考えられている。禁煙を例にとると次のような五段階である。

無関心期（前熟考期）：喫煙習慣を変えるつもりがない
関心期（熟考期）：禁煙には興味をもつが準備ができていない
準備期：具体的な計画を考え試している

実行期：実際に禁煙を行う
維持期：禁煙することを維持する

行動を変化させるには、それぞれの時期の本人のニーズに合わせて健康づくりに取り組むことが必要である。つまり、時期によって知りたい情報や知っておくべき情報も異なるし、援助するべき内容も異なる。引き続き喫煙を例にして紹介しよう。

無関心期の人たちに対して、具体的な禁煙の方法の情報を伝えるのは意味がない。また、喫煙の害の情報も、本人が喫煙を責められていると受け取るくらいなら、情報はどこで手に入れられるかを伝えるくらいで十分かもしれない。

これに対して、関心期の人たちにはしっかりとした健康影響への情報が必要だし、それをこころに届く情報として共有できれば大きな助けになる。そして準備期の人たちには具体的な禁煙方法や、そこでの工夫などは非常に役に立つ情報となるし、自分の行動を変えることによるメリットとデメリットをしっかりと検討する機会を用意するべきである。

実行期で重要なのは、実際に行動し、メリットをしっかり確認したり、自分は禁煙を続けられるのだと自信を感じられることだ。そのためには周囲の理解や賞賛も大切である。

また、維持期の人たちには、「つまずき」が、必ずといってもよいほど起きる。これを伝えておきたいし、ちょっとしたことで起きる「つまずき」にどう対処すればよいのかの支援も必要になる。

このようなステージ・モデルによる、ニーズに合わせた健康づくりの働きかけは、運動でも、また食生活へのアプローチにおいても有効である。現在ではこの事実が知られてきており、これからの健康づくりには欠かせないものとなっている。

健康教育の取り組み

すでに身につけた不健康な習慣を変えるときだけでなく、健康教育においても、ニーズに合わせた取り組みが重要だ。私たちは、中学校の健康教育にステージ・モデルを応用した健康ステージ・モデルを用い、喫煙行動を身につけないようアプローチを試みている。

全国調査によれば、未成年者の喫煙は平成一六年度には、平成八年度や一二年度に比較するとやや減少している。それでも毎日喫煙する割合は、男子では高校一年生四・七パーセント、二年生八・二パーセント、三年生一三・〇パーセントと学年が上がるにつれて上昇している。女子では、それぞれ一・七パーセント、三・三パーセント、四・三パーセントである。

保健の教科書では、以前から喫煙の害についての情報を提供しており、本人にとって疾病のリスクとなるだけでなく、妊娠中の喫煙が胎児に与える影響や、周囲の喫煙によって起こる受動喫煙の害についても記載されている。

また、最近の教科書では、タバコを誘われたときに対処する方法やコミュニケーションの仕方を紹介しているものもある。喫煙が害をもたらすという知識だけでは喫煙行動を防ぐことにはつながらないので、実際に喫煙習慣に陥らないためのスキルが重視されるようになってきたからである。

しかしながら、個人のニーズに合わせた形では情報は提供されていない。そこで、わたしたちは健康心理学からのアプローチとして、まだ喫煙を習慣としている割合が低い中学生を対象に、生徒一人ひとりのニーズに合わせた教育のモデルを検討した。

考え方の基本は、喫煙行動が習慣化されていくプロセスを分類し、そのプロセスにある生徒ごとに、そのニーズに合ったきめ細かな情報とスキルの提供をするものである。

すなわち、まず、匿名性に特に注意を払いながら、生徒たちをタバコにまったく興味がないグループ、吸ってみたいと思っているグループ、過去一年に一本でも吸った経験のあるグループ、一ヶ月以内に吸ったグループに分類した。

そして、この一ヶ月にタバコを吸った生徒には、広告に惑わされず、気分転換やリラックスできるほかの方法があることを伝え、一年以内に吸った経験がある生徒には強い意志をもって断る重要性と、断るスキルを伝えた。

さらに、タバコを吸ってみたいと思っている生徒には、タバコに含まれるニコチンの依存性を伝え、その依存性をもつタバコを習慣にしないためには吸いはじめないことが重要であると伝えた。また、従来の働きかけでは、いわば無関係であった喫煙に興味がない生徒にも、喫煙に反対する社会的責任と、周囲の喫煙を減らすことが自分の健康にも重要であると伝えるようにした。

このように、喫煙に対する興味や喫煙習慣にどのくらい近づいているかの段階に応じて考えれば、その段階で健康をめざすための認知や行動の目標がはっきりしているし、それぞれ必要な情報は明確になり、より効果的な教育を計画できる。

中学生を対象とした試みでは、それぞれの段階に必要な情報や技術を提供し指導した結果として、六ヶ月後にも、さらに一年後にも、喫煙に興味をもたない生徒の割合が増加することが実証されたのである。

もしも、このような教育をしなかった場合には、時間とともに興味をもたない生徒の割合が減少し、集団全体としては喫煙行動に近づいていく経緯をたどると考えると、生徒たちをより健康な状態に戻すことに成功したといえる。

日本の社会と健康

現代の日本人にとって「健康」とはいったいなんだろう。現在、日本は世界的にきわめて高い水準の平均寿命を誇っている。これをそのまま維持できるのだろうか。そうであってほしいところだ。

以前、アメリカで一年間研究する機会が与えられたときに、衝撃を受けたことを思い出す。アメリカには日本では出合うことのなかった極端な肥満の人たちが大勢いたのだ。しかも、その肥満は特定の社会階層と歴然とつながっており、知識に接することが少なそうな人ほど健康状態に気をつかわず肥満が多く、実際に健康状態も悪そうだったのだ。

これは直感的な印象でしかないが、おそらくアメリカでは、さまざまな格差が知識の格差をもたらし、それが健康状態の格差につながっているのだろう。当時、日本はなんと素晴らしい国だろうと誇らしく思い、また一人暮らしだったので日本を懐かしく思ったのだった。

ところが、事態は変わりつつあるようだ。現在のわが国の選択している政策の一つはアメリカ型の自由主義の導入であり、自分の責任はすべて自分がとるという原則の社会をめざしているように思える。そのとき、知識に格差があれば健康の格差も生じる。

健康を念頭において考えると、かつてのようにお互い様だと仲間同士で弱い人たちを助ける、そんなことはしない国に日本が向かっていくようにも見える。それはアメリカの後を追いかけていることにならないだろうかと心配になる。

もちろん、社会が活性化するためには競争的である必要もあるだろう。しかし、少なくとも健康につながる知識の格差が拡大することのないようにしてほしい。というよりも、逆にできるだけ格差が縮小する方向になってほしいと強く願っている。

第二章で指摘したように、健康に関連した知識には、医療に関連している人と、一般の人の間に大きな差がある。そのことが、お昼のテレビ番組で取り上げられた食品が、スーパーマーケットから消えるほど売れる現象を生み出している。

どうしたらよいのか妙案があるわけではないが、私たちは学校教育という強力な知識の伝達手段をもっている。それを効果的に使うことはできないだろうか。つまり、健康という生涯にわたって重要な教科を、学校教育でもう少し詳しく教えていくわけにはいかないのだろうかと思う。

ウェルビーイングと幸福

健康心理学というと、身体的な健康だけを第一と考える主張をもつ心理学だと誤解されることがある。もちろん、身体的な健康は人間としての大切な働きを支えており、非常に重要だ。しかし、それは身体的な健康が最優先だと考えることとは決定的に違う。

ここまで、身体的な健康状態に対して、健康心理学の研究実践から得られた知見をもとに、身体的健康を支えるために、心理学からどのようなアプローチが可能であるかを紹介してきた。現在の医療制度のなかではまだまだ十分に活動できているわけではないが、知識としては専門家に広がりつつある現状も含めて、健康心理学が現代の日本において果たすべき貢献と役割については理解していただいたのではないかと思う。

また、健康心理学は心理学の応用領域であるが、従来の応用領域の代表としての臨床心理学がこころの病理的な側面に焦点を当ててきたのに対して、健康心理学では、こころのポジティブな側面つまり建設的で積極的な側面に焦点を当てる。

筆者は、「健康日本21」の策定にあたって「休養・こころの健康づくり」の政策の検討を分担させていただいた。そして、身体的健康とならんで人間にとって重要な「こころの健康」つまり「こころのウェルビーイング」を、こころの働きの建設的な四側面から考えることを提案してきた。

第一は自分の感情に気づいて、感情の働きを理解すること、そして、感情を適切に表現するという情緒的健康だ。もちろん、感情のなかには不安や怒りもあるだろうが、たとえ不安や怒りであっても、未来に備え緊張を解決するきっかけを理解させる建設的な側面もある。感情はじゃまになるものではなく、健康の重要な側面ととらえられるべきなのだ。

第二は、状況に対応して適切に考え、現実的な問題解決をはかるという知的健康だ。人間は知的能力を発揮することで、生態系の制限を乗り越えて食糧を生産し、今日の繁栄を築き上げてきた。一人ひとりが潜在的な知的能力を開発し発揮することは、その基礎である。また教育はその基礎を形成するためのものといえる。

第三は、ほかの人や、家族、職場や地域などの所属するさまざまな集団や社会と、建設的でよい関係を築く社会的健康だ。人間は集団で生活し、集団によって守られ、また、集団に貢献していく。情緒的・知的に安定して優れているだけでなく、豊かな人間関係、社会関係をもつことは重要な側面なのである。

そして第四は、自分自身の人生の目的や意義を見出し、主体的に人生を選択するうえで必要な人間的健康だ。もちろん、何に生きがいを感じるかは、個人が選択し決定するものであるが、目的をもたない人生は、そこから得られる充実感や人生の意義を見失っているといわざるをえない。

多くの人にとって、情緒的・知的によい状態にあり、よい人間関係に恵まれ、生きがいを感じて、だれかのために貢献できることは、生活と人生の質を高くするものと考えられる。そして、このような健康は、人生の経験を重ねて充実させていくことのできるものであり、現在迎えつつある高齢社会においては、特に大切に考えるべきものである。

こころの働きの積極的な側面は、従来の心理学ではともすれば見逃されてきたものであり、基礎的研究を含めて、現在発展してきているポジティブ心理学と呼ばれる領域である。その多くの研究は、健康心理学からの要請によっており、ポジティブ心理学と健康心理学は相互に深い関係にある。

日本における健康心理学の歴史はわずか二十数年である。しかし、ここで示してきたように、これまでの医療領域ではカバーされていなかった社会貢献をめざしており、それは現在の社会に必要とされる健康な習慣づくりには欠かせないものである。

この章では、健康な習慣づくりための社会的な枠組みや背景にふれてきたが、基本は個人の習慣の変化にある。それを支える行動や考え方はあなたしだいなのだ。ここに書いてきたことが読者の方々の習慣づくりの参考になり、幸福な人生を送るために役に立つことをこころから願っている。

あとがき

いま、筆者の手元に、一九八二年の一冊の学会誌がある。アメリカ心理学会の健康心理学部門の会誌「Health Psychology」の第一巻第一号だ。はじめの頁には、これまで心理学者はメンタルヘルス以外の健康問題のすべてについて傲慢《ごうまん》にも無視してきたと指摘されている。

この「Health Psychology」が刊行された当時、筆者は、心理学の大学院博士課程を修了した後、医学部の助手として働きはじめて数年目で、健康の分野で心理学がどのような貢献ができるのだろうと模索していた。

そのころ後輩から、「心理学とは違う領域の研究をはじめたのですね」といわれたことがあった。心理学では、健康は扱わないという暗黙の前提があったのだろう。自分でも健康問題を取り扱う自分の仕事を、心理学といってよいのかどうかよくわからなかった。

その後、一九八八年に日本にも健康心理学会ができ、第一回の学会が早稲田大学で開催された。とはいえ、発表も少なく本当に小さなグループでしかなかった。

そのことを考えると、二〇〇五年に会の運営をさせていただいた日本健康心理学会の第一八回大会では、特別講演やシンポジウム、二〇〇件を超える個人発表と六〇〇名を超える参加者があったことは驚くべきことだと思える。また、そこでの研究内容も充実してきており多岐にわたる。本文中にも述べたが、学科やコースとして健康心理学を専攻して大学院に入ってきた若い人たちも多い。まさに、隔世の感がある。

健康心理学は、社会からますます必要とされている。人間が自由と権利を主張してきた結果でもあるが、健康維持についても自分自身の責任が厳しく問われる時代になったのだ。ふだんの生活においても、また、なんらかの病気の徴候があったときも、現在では自分の意志で決定して選択していくことが求められているのである。

そして、少子高齢社会を迎えたいま、高齢になったときに身体的にも心理的にも健康であり続けることが個人として望ましいのはもちろんだが、社会的にも望ましい。

こうした健康社会をつくるために、健康心理学が大きな役割を果たすことができる。そして、それを担うための人材も増えつつある。筆者の周囲には、意欲と能力に溢れた若い健康心理学の専門家が大勢いる。

つまり、準備は整っており、後は行政や組織が、健康心理学を専門としている人間を活用するだけになっている。どのように実現されるのかはここで論じることではないが、健康心理学が必要だという声が大きくなることで行政や組織もしだいに変わっていくに違いない。

健康心理学は役に立つことをめざしている応用領域だ。本書を通して、健康心理学の成果を理解していただき、それをもとに、読者の方々の日常生活を見直すことに少しでも役に立てれば、筆者としてはこのうえない幸せである。

最後になりましたが、編集の大浦慶子さんには、日常の仕事に追われている筆者を辛抱強く励まし、また、内容の構成から文章表現に至るまで大変お世話になりました。ここに、こころより厚く御礼を申し上げます。

二〇〇八年三月

島井哲志

参考文献

赤松利恵、大竹恵子、島井哲志「減量における意思決定バランス尺度と行動変容の段階―減量の意思決定バランス尺度（DBI）日本版作成と信頼性、妥当性の検討」（「健康心理学研究」16(2)、二〇〇三）
今田純雄「食行動への心理学的接近」（中島義明、今田純雄編『たべる―食行動の心理学』朝倉書店、一九九六）
今田純雄編『食行動の心理学』培風館、一九九七
今田純雄編『食べることとの心理学―食べる、食べない、好き、嫌い』有斐閣選書、二〇〇五
今田寛『学習の心理学』培風館、一九九六
大竹恵子、島井哲志「痛み経験とその対処方略」（「女性学評論」16、神戸女学院大学、二〇〇二）
大竹恵子、島井哲志「喫煙獲得ステージに焦点をあてた予防のための介入―中学生における13カ月後の追跡調査から」（「行動医学研究」10(1)、二〇〇四）
大竹文雄「肥満について考える」（「産政研フォーラム」61、二〇〇四）
岡堂哲雄、上野矗、志賀令明編『病気と痛みの心理』（「現代のエスプリ」別冊）、至文堂、二〇〇〇
奥谷令子「母親の信念と情報が予防接種行動に及ぼす影響」（一九九八年度神戸女学院大学卒業論文）
アンソニー・J・カーティス『健康心理学入門』外山紀子訳、新曜社、二〇〇六
川畑徹朗、島井哲志、西岡伸紀「小・中学生の喫煙行動とセルフエスティームとの関係」（「日本公衆衛生雑誌」45(1)、一九九八）

川畑徹朗、西岡伸紀、春木敏、島井哲志、近森けいこ「思春期のセルフエスティーム、ストレス対処スキルの発達と喫煙行動との関係」(『学校保健研究』43(5)、二〇〇一)
島井哲志編『健康心理学』培風館、一九九七
島井哲志、川畑徹朗、西岡伸紀、春木敏「小・中学生の間食行動の実態とコーピング・スキルの関係」(『日本公衆衛生雑誌』47(1)、二〇〇〇)
島井哲志「痛みをどうとらえるか―臨床健康心理学の立場から」(『教育と医学』49(9)、二〇〇一)
島井哲志編『健康心理学―拡大する社会的ニーズと領域』(『現代のエスプリ』425)、至文堂、二〇〇二
島井哲志「ストレスの健康心理学―ストレスの通俗理論とその問題点」(前掲『現代のエスプリ』425)
島井哲志、ポール・ロジン、今田純雄「アメリカ在住日本人の食行動と習慣の文化心理学的研究」(『食生活科学・文化及び地球環境科学に関する研究助成研究紀要』18、アサヒビール学術振興財団、二〇〇三)
島井哲志「わが国の一般集団における喫煙をストレス対処とする選択の浸透」(『行動医学研究』10(2)、二〇〇四)
島井哲志「ストレスにどう対応するか―『資源』として生きるために」(『更生保護』56(10)、二〇〇五)
島井哲志、池見陽編『心理学・臨床心理学入門ゼミナール』北大路書房、二〇〇六
島井哲志、寺嶋正明「女子大学生の食のライフスタイルと遺伝組み換え食品のリスク認知」(『日本社会心理学会第四十七回大会発表論文集』二〇〇六)
ハンス・セリエ『現代生活とストレス』杉靖三郎ほか訳、法政大学出版局、一九六三

マーティン・セリグマン『オプティミストはなぜ成功するか』山村宜子訳、講談社文庫、一九九四
田尾雅夫「バーンアウト―ヒューマン・サービス従事者における組織ストレス」（「社会心理学研究」4(2)、一九八九）
竹中晃二「運動指導の健康心理学」（前掲「現代のエスプリ」425）
竹中晃二編『身体活動・運動と行動変容―始める、続ける、逆戻りを予防する』（「現代のエスプリ」463）、至文堂、二〇〇六
近森けいこ、川畑徹朗、西岡伸紀、春木敏、島井哲志「思春期のセルフエスティームおよびストレス対処スキルと運動習慣との関係―6年間の縦断調査の結果より」（「学校保健研究」47(1)、二〇〇五）
津田彰編『医療行動科学のためのカレント・トピックス』北大路書房、二〇〇二
シェリー・E・テイラー『それでも人は、楽天的な方がいい―ポジティブ・マインドと自己説得の心理学』宮崎茂子訳、日本教文社、一九九八
日本健康心理学会編『健康心理学概論』実務教育出版、二〇〇二
春木豊、森和代、石川利江、鈴木平『健康の心理学―心と身体の健康のために』サイエンス社、二〇〇七
クリストファー・ピーターソン、スティーヴン・F・マイヤー、マーティン・E・P・セリグマン『学習性無力感―パーソナル・コントロールの時代をひらく理論』津田彰監訳、二瓶社、二〇〇〇
ヒポクラテス『古い医術について 他八編』小川政恭訳、岩波文庫、一九六三
藤岡芽衣「女子大学生における遺伝子組み換え食品と食スタイルのリスク認知との関連性」（二〇〇五年度神戸女学院大学卒業論文）
ジェイムス・プロチャスカ、ジョン・ノークロス、カルロ・ディクレメンテ『チェンジング・フォー・グ

ッドーステージ変容理論で上手に行動を変える』中村正和監訳、法研、二〇〇五
森本兼曩編『ライフスタイルと健康―健康理論と実証研究』医学書院、一九九一
山田冨美雄、高元伊智郎「ストレスマネジメント教育に求められるモノと理論・技法」(「学校保健研究」48(2)、二〇〇六)
山田冨美雄「ベッドサイドのストレスマネジメントから平時のストレスマネジメント教育へ―難病患者、災害被害者へのアプローチに続くもの」(津田彰、J・O・プロチャスカ編『新しいストレスマネジメントの実際―e-Healthから筆記療法まで』「現代のエスプリ」469)、至文堂、二〇〇六
リチャード・S・ラザルス、スーザン・フォルクマン『ストレスの心理学―認知的評価と対処の研究』本明寛ほか監訳、実務教育出版、一九九一
エリザベス・キューブラー・ロス『死ぬ瞬間―死とその過程について』鈴木晶訳、読売新聞社、一九九八
Bandura, A., Ross, D., and Ross, S.A., 'Transmission of aggression through imitation of aggressive models', *Journal of Abnormal and Social Psychology*, Vol.63, No.3, 1961.
Folkman, S., Chesney, M., Collette, L., Boccellari, A., and Cooke, M., 'Postbereavement depressive mood and its prebereavement predictors in HIV + and HIV-gay men', *Journal of Personality and Social Psychology*, Vol.70, No.2, 1996.
Haggbloom, S.J., Warnick, R., Warnick, J.E., Jones, V.K., Yarbrough, G.L., Russell, T.M., Borecky, C.M., McGahhey, R., Powell Ⅲ, J.L., Beavers, J., and Monte, E., 'The 100 most eminent psychologists of the 20th century', *Review of General Psychology*, Vol.6, No.2, 2002.
Hobfoll, S.E., Schwarzer, R., and Chon, K.K., 'Disentangling the stress labyrinth: Interpreting the

meaning of the term stress as it is studied in health context', *Anxiety, Stress & Coping: An International Journal*, Vol.11, No.3, 1998.

Johansson, C., Dahl, J., Jannert, M., Melin, L., and Andersson, G., 'Effects of a cognitive-behavioral pain-management program', *Behaviour Research and Therapy*, Vol.36, No.10, 1998.

Marks, D.F., Murray, M., Evans, B., Willig, C., Woodall, C., and Sykes C.M., *Health Psychology: Theory, Research and Practice*, Sage, 2005.

Revenson, T.A., Singer, J.E., and Baum, A., *Handbook of Health Psychology*, LEA, 2001.

Rozin, P., Kabnick, K., Pete, E., Fischler, C., and Shields, C., 'The ecology of eating: Smaller portion sizes in France than in the United States help explain the French paradox', *Psychological Science*, Vol.14, No.5, 2003.

Shimai, S., 'Bereavement experience in the general population: Incidence, consequences, and coping in a national sample of Japan', *Omega: The Journal of Death and Dying*, Vol.48, No.2, 2004.

健康・体力づくり事業財団　健康ネット「たばこと健康　未成年の喫煙」(http://www.health-net.or.jp/tobacco/product/pd110000.html)

健康・体力づくり事業財団「21世紀における国民健康づくり運動《健康日本21》」(http://www1.mhlw.go.jp/topics/kenko21_11/top.html)

厚生労働省「平成10年度喫煙と健康問題に関する実態調査結果の概要」(http://www1.mhlw.go.jp/houdou/1111/h1111-2_11.html＃no1)

厚生労働省「平成12年保健福祉動向調査の概況」(http://www.mhlw.go.jp/toukei/saikin/hw/hftyosa/hfty

osa00/index.html)
厚生労働省「平成14年保健福祉動向調査の概況　運動習慣と健康意識」(http://www.mhlw.go.jp/toukei/saikin/hw/hftyosa/hftyosa02/index.html)
厚生労働省「平成14年国民栄養調査結果の概要について」(http://www.mhlw.go.jp/houdou/2003/12/h1224-4.html)
厚生労働省「平成16年国民健康・栄養調査結果の概要」(http://www.mhlw.go.jp/houdou/2006/05/h0508-1a.html)
厚生労働省「平成17年国民健康・栄養調査の概要について」(http://www.mhlw.go.jp/houdou/2007/05/h0516-3.html)
厚生労働省「平成18年版厚生労働白書」(http://www.mhlw.go.jp/wp/hakusyo/kousei/06/index.html)
厚生労働省「花粉症特集」(http://www.mhlw.go.jp/new-info/kobetu/kenkou/ryumachi/kafun.html)
厚生労働省「『食事バランスガイド』について」(http://www.mhlw.go.jp/bunya/kenkou/eiyou-syokuji.html)
厚生労働省　循環器病研究振興財団監修「メタボリックシンドロームを予防しよう」(http://www.mhlw.go.jp/bunya/kenkou/metabo02/index.html)
国立健康・栄養研究所「『健康食品』の安全性・有効性情報」(http://hfnet.nih.go.jp/)
食生活情報サービスセンター「食事バランスガイド」(http://www.j-balanceguide.com/)
総務省「家計調査」(http://www.stat.go.jp/data/kakei/index.htm)
日本たばこ産業株式会社「アニュアルレポート２００６」(http://www.jti.co.jp/JTI/IR/06/annual2006J/

annual2006_J_all.pdf)
農林水産省「食事バランスガイド」(http://www.maff.go.jp/food_guide/balance.html)
World Health Organization, Global database on Body Mass Index.(http://www.who.int/bmi/index.jsp)
World Health Organization, Tobacco Free Initiative(TFI)'The Tobacco Atlas'(http://www.who.int/tobacco/statistics/tobacco_atlas/en/)

島井哲志（しまい さとし）

一九五〇年生まれ。関西学院大学大学院修士課程心理学専攻、同大学院博士課程心理学専攻。福島県立医科大学助手、ドイツ・オルテンブルグ大学客員研究員、神戸女学院大学人間科学部教授を経て心理測定サービス健康心理学研究所所長。二〇〇四年日本行動療法学会内山記念賞、二〇〇五年日本行動医学会内山賞受賞。編著書に『健康心理学』（培風館）『ポジティブ心理学』（ナカニシヤ出版）など多数。医学博士。

「やめられない」心理学《しんりがく》

集英社新書〇四三九E

二〇〇八年四月二二日 第一刷発行

著者……島井哲志《しまいさとし》

発行者……大谷和之

発行所……株式会社集英社

東京都千代田区一ツ橋二-五-一〇 郵便番号一〇一-八〇五〇

電話 〇三-三二三〇-六三九一（編集部）

〇三-三二三〇-六三九三（販売部）

〇三-三二三〇-六〇八〇（読者係）

装幀……原 研哉

印刷所……大日本印刷株式会社 凸版印刷株式会社

製本所……加藤製本株式会社

定価はカバーに表示してあります。

ISBN 978-4-08-720439-1 C0211

Printed in Japan

a pilot of wisdom

新個人主義のすすめ
林　望　0427-C

群れずに快適に生きるにはどうすればいいか？　対人関係の様々な局面にふさわしい本当の個人主義を提案。

王道　日本語ドリル
金武伸弥　0428-E

敬語、慣用句、漢字の使い分け…、分かっているようであやふやな日本語の知識をクイズ形式で整理しよう。

自分を生かす古武術の心得
多田容子　0429-H

古武術の体の使い方や意識の持ちようは、老若男女にこんなに有効。体と心をほぐすその発想を平易に解説。

イカの哲学
中沢新一／波多野一郎　0430-C

特攻隊生き残りである在野の哲学者が40余年前に綴った「イカの哲学」の平和思想を、人類学者が現代に問う。

見習いドクター、患者に学ぶ
林　大地　0431-I

臨床実習は入学一週目から。若き著者はこうして「患者中心の医療」の精神と実践を学ぶ。熱血医師の青春記。

ゲーテ『イタリア紀行』を旅する〈ヴィジュアル版〉
牧野宣彦　007-V

ヴェネツィアを、ローマを、ナポリを、若き日の文豪の旅の足跡を丹念にたどる新感覚のイタリアガイド。

スーツの適齢期
片瀬平太　0433-H

大人の男こそ、スーツ。人生の後半戦を迎えた男たちに向け、「装熟度」をキーワードに装う楽しみを伝授。

掃苔《そうたい》しましょう
小栗結一　0434-H

偉人たちのお墓を巡り、遺徳を偲ぶ掃苔は文人好みの風雅な趣味。霊園を歩き、有名人480人の墓を訪ねる。

「世逃げ」のすすめ
ひろ　さちや　0435-C

人間を商品価値でしか測らない今の世の中。そんな狂った世間の物差しを使わずに現実に対処する方法とは。

「バカ上司」その傾向と対策
古川裕倫　0436-B

イヤな上司やダメ上司より、本当に困るＢＪ《バカ上司》。対処法や自分がそうならないための方策も満載、悩み解決！